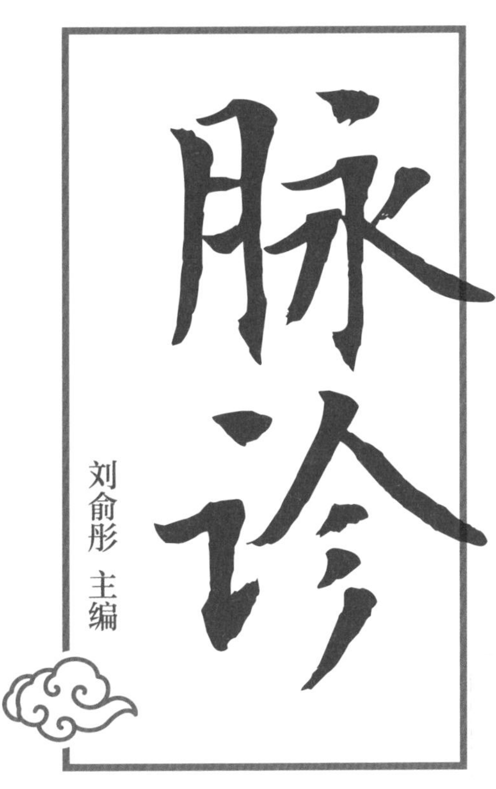

脉诊

刘俞彤 主编

U0386165

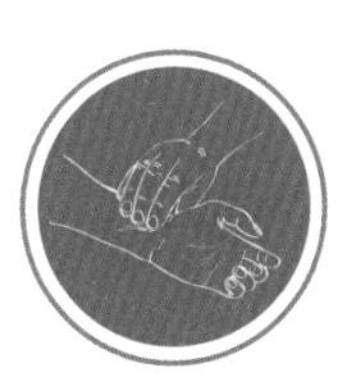

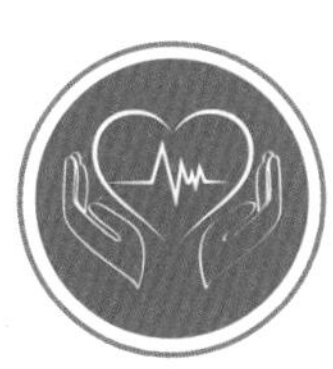
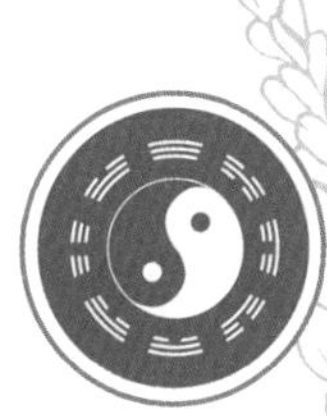

黑龙江科学技术出版社
HEILONGJIANG SCIENCE AND TECHNOLOGY PRESS

图书在版编目（CIP）数据

脉诊 / 刘俞彤主编 . -- 哈尔滨 : 黑龙江科学技术出版社 , 2024. 10. -- ISBN 978-7-5719-2634-2

Ⅰ . R241.2

中国国家版本馆 CIP 数据核字第 2024AP6973 号

脉诊

MAI ZHEN

刘俞彤　主编

出　　版　黑龙江科学技术出版社
地　　址　哈尔滨市南岗区公安街 70-2 号
邮　　编　150007
电　　话　（0451）53642106
网　　址　www.lkcbs.cn

责任编辑　杨广斌
设计制作　深圳·弘艺文化 HONGYI CULTURE

印　　刷　哈尔滨市石桥印务有限公司
发　　行　全国新华书店
开　　本　710 mm × 1000 mm　1 / 16
印　　张　11
字　　数　160 千字
版次印次　2024 年 10 月第 1 版　2024 年 10 月第 1 次
书　　号　ISBN 978-7-5719-2634-2
定　　价　45.00 元

版权所有，侵权必究

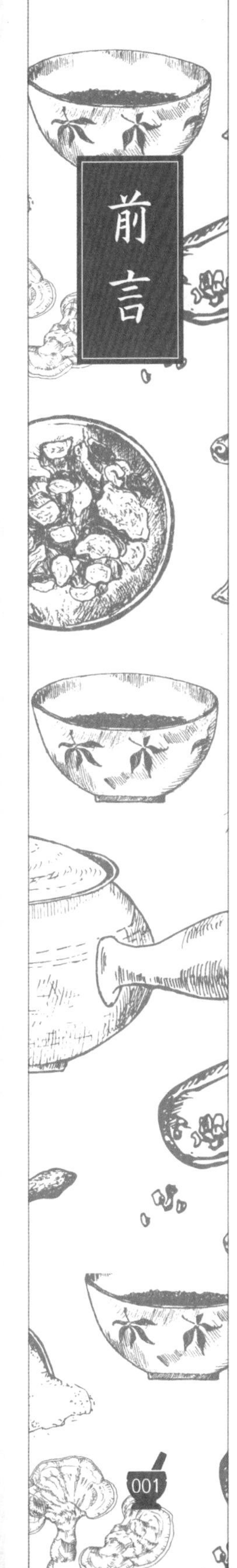

前言

脉象自古以来就给人以神秘、复杂的感觉，指下感觉又因人而异，所以常常给学习的人一种“心中易了，指下难明”“脉理精微，具体难辨”的深奥感。但是“脉为医门之先”，如果不懂脉学知识，就无法结合望、闻、问来准确辨清病症，所以学中医永远无法忽视脉诊。

脉诊是中医独特的诊病方法，俗称“号脉”或“切脉”。司马迁在《史记》中就记载了医家诊脉治病的内容，而在1973 年湖南长沙马王堆汉（西汉）墓中出土的简帛医书中已有“脉法”的内容。我国第一部脉学专著《脉经》产生于晋朝，其中的诊脉方法和理论已相当完备，承前启后地确立了中医脉诊的方法。历代医家在临床实践中不断继承和完善中医的诊法，形成了大量有关诊法的典籍，如晋代的《肘后备急方》、宋代的《三因极一病证方论》、明代的《濒湖脉学》、清代的《望诊遵经》等，累积存世的脉诊著作有近百种之多。

脉诊流传至今，经过各位医家的总结和“升华”，已经形成了一套被大多数医学工作者认可的基础知识理论体系，让初学者能快速入门，然后结合实践运用到工作中。

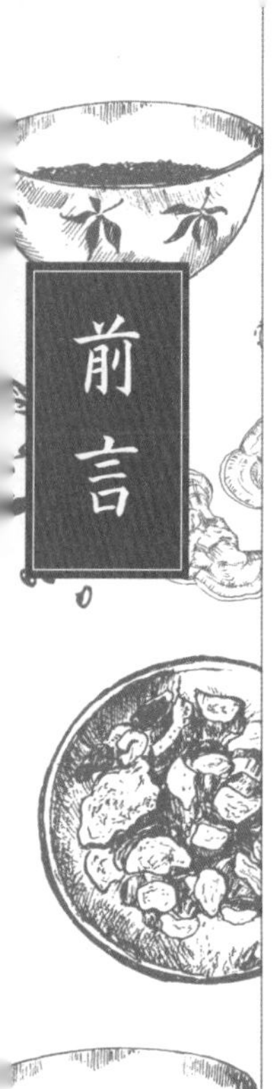

前言

本书根据古往今来的一些脉诊资料，结合编者自己多年的临床经验，从脉象基础知识、诊脉技巧和方法、25种常见脉象对应病症、相似脉象的区分等方面进行阐述，并重点介绍了24种常见脉象对应病症以及常见病症的自我诊疗方法，内容易懂，方便读者快速理解和记忆，希望可以为对脉诊感兴趣的广大初学者提供一定的帮助。

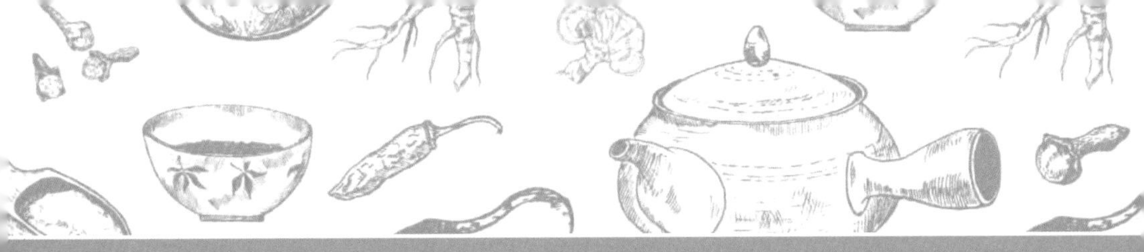

目录 CONTENTS

part 1 揭开脉诊的神秘面纱——辨脉诊病

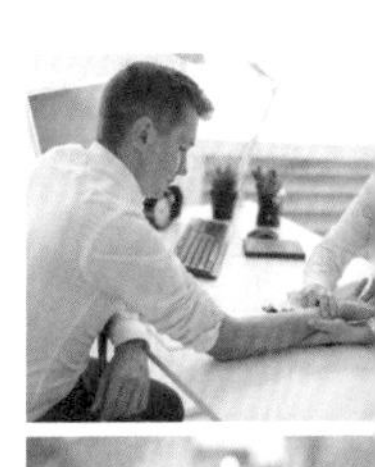

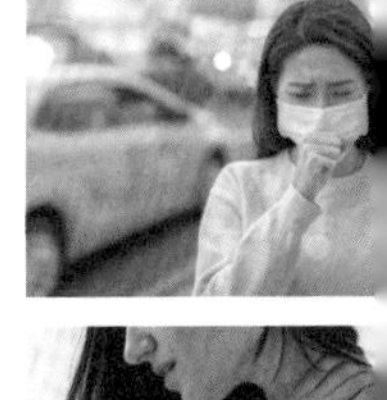

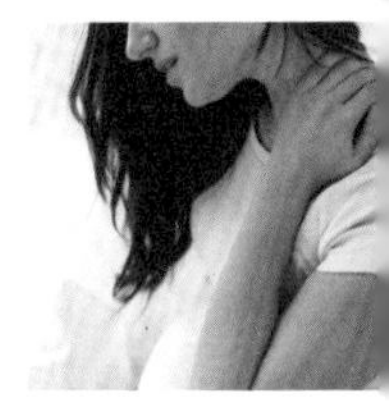

part 2 如何快速学习脉诊

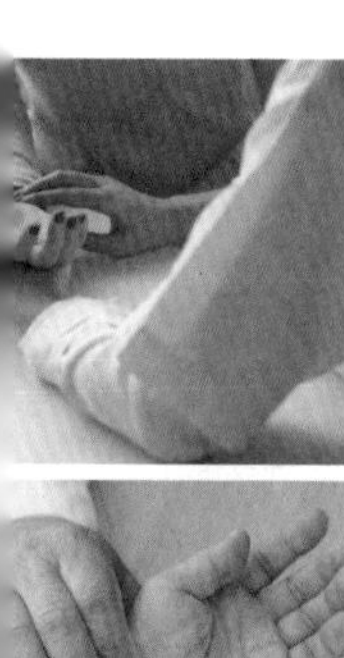

part 3 判断脉象对应的病症——诊脉知健康

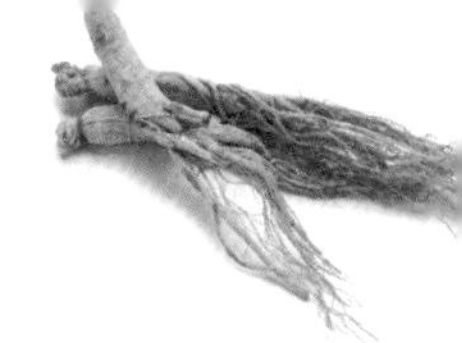

part 4 自我诊疗，轻松搞定常见病

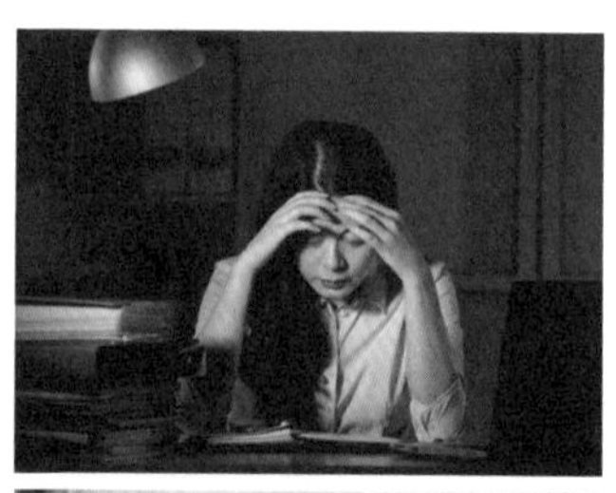

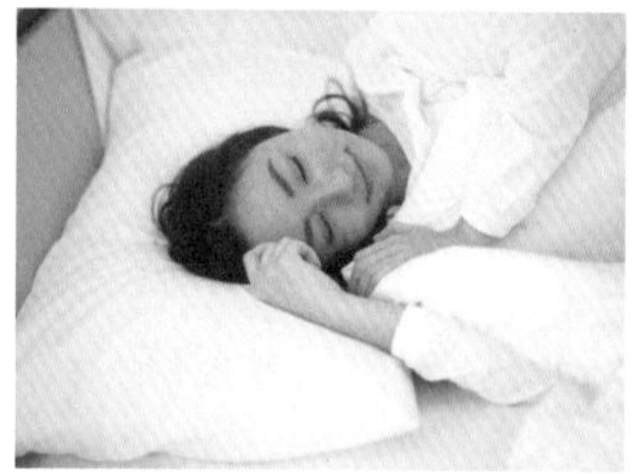

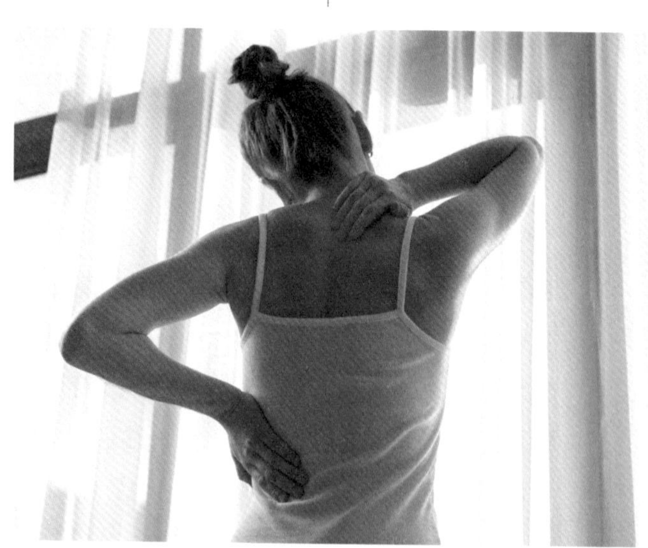

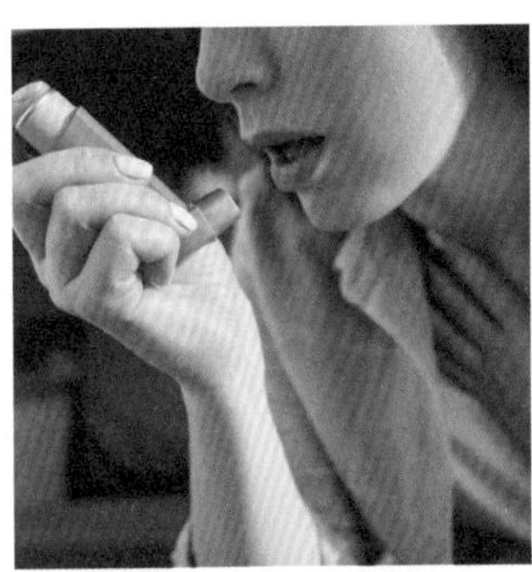

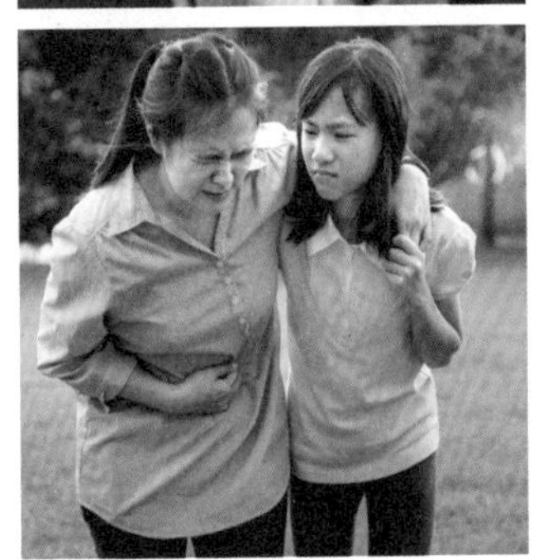

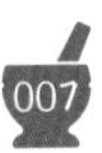

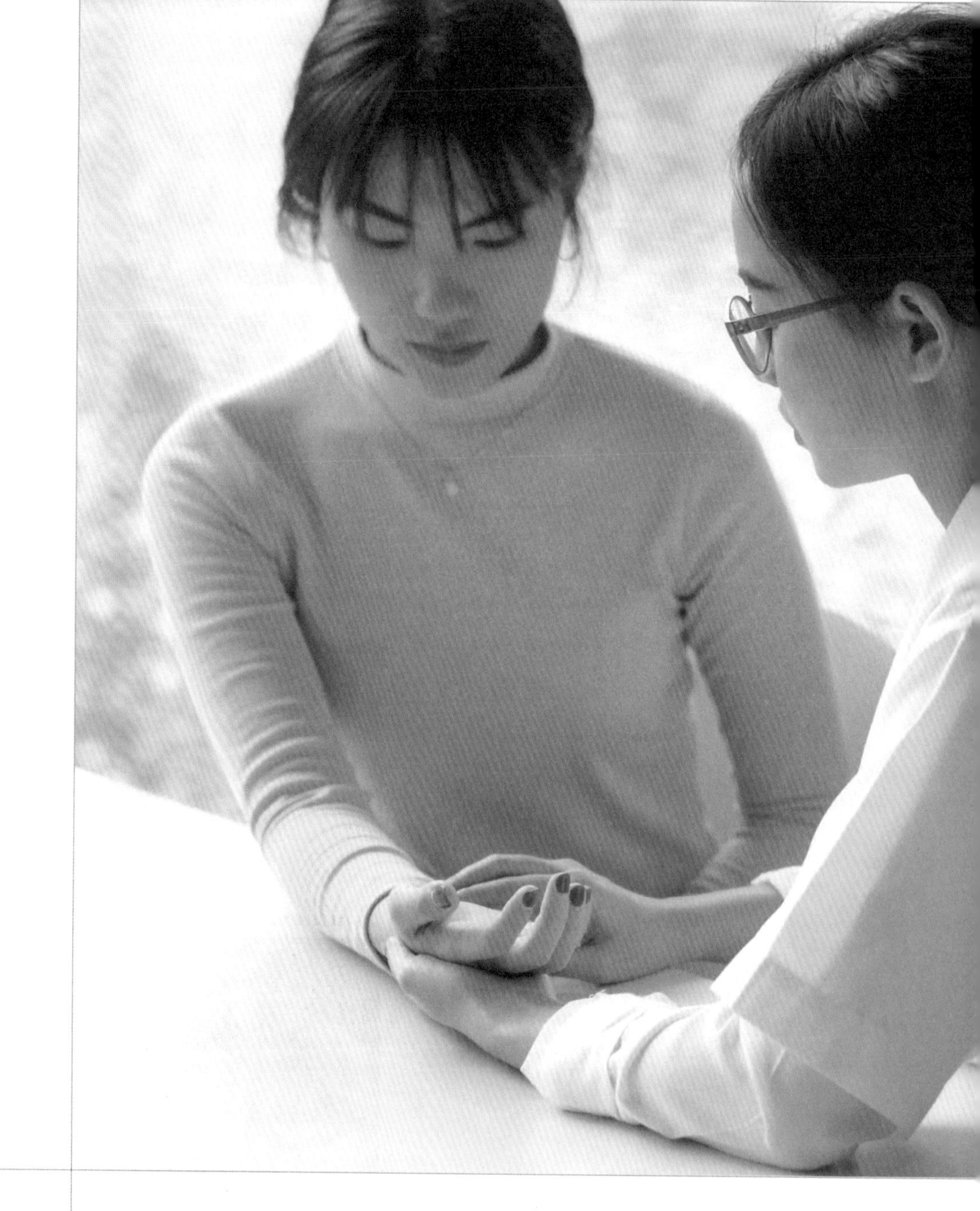

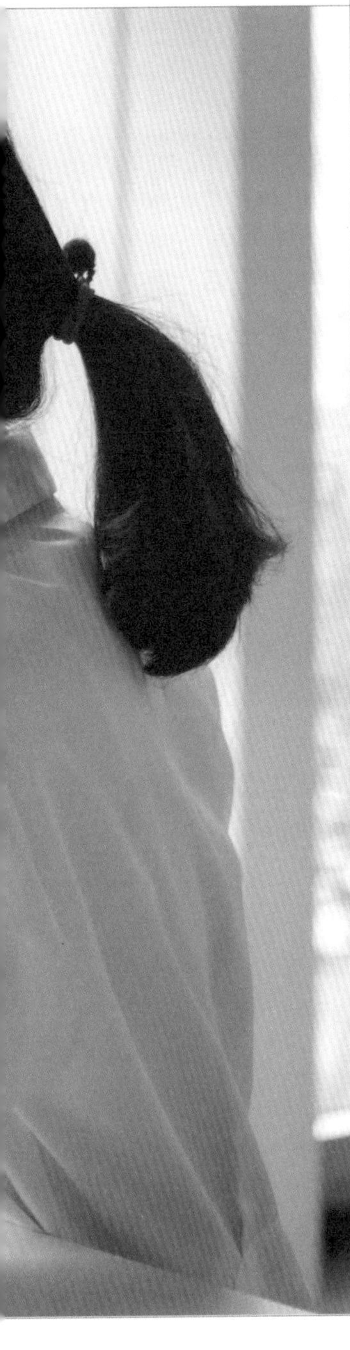

part 1 揭开脉诊的神秘面纱
——辨脉诊病

01 什么是脉诊？

脉诊是通过按触人体不同部位的脉搏，以体察脉象变化的切诊方法，又称切脉、诊脉、按脉、持脉，是中医四诊（望、闻、问、切）之一。《黄帝内经》（以下简称《内经》）时代，古人通过触按人体不同部位的脉搏波动（遍身诊法），以体察机体内在的疾病。自《难经》之后，确立了“独取寸口”之法。脉诊是一门精湛的诊断技术，需要经过一定的训练才能掌握。脉诊的操作首先依靠手指（指目或指腹）的感觉，诊察寸口脉血管壁的压力、张力，血流的温度、速度、黏稠度，脉形、脉势等，再运用大脑中的“知觉”对脉象要素及其关联病症进行分析。

什么是脉

“脉”即经脉，为气血运行提供了道路，为“血之府”，贮藏营气、血液、精微物质。心主血脉，肺所主之宗气能贯心脉而助心行血，乃血行的基本动力和辅助动力，使壅遏之营气于经脉之中周而复始、循而不休地运行，濡养着五脏六腑，故而五脏六腑之功能映射于“脉”。《灵枢·本神》曰：“心藏脉，脉舍神。”《脉义简摩》曰：“脉之所以神其用者，皆元神主宰其机也。”

脉中之血乃为神志活动的基础，神随血脉布散于周身，人体整个生命活动的外在表现，以及精神、意识和心理、思维活动均表现于脉。

现代研究认为，“脉”为一个密闭的循环管道系统，与心脏直接相连，在心脏有节律的搏动下，脉管有规律地舒缩，使血液在脉管内形成定向的血流，运行周身，维持人体正常的生命代谢活动。在生理状态下，血液主要由血细胞

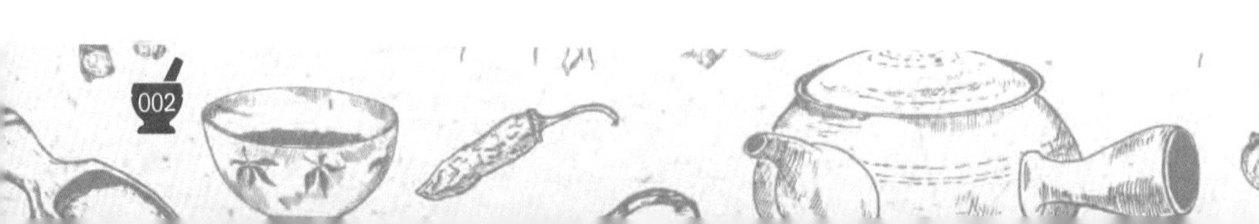

和血浆组成；而在病理状态下，异常物质释放入血，如肿瘤细胞、炎症细胞、结核分枝杆菌、病毒等。

什么是脉搏

万物皆动，脉亦如此。营气、血液、精微物质在经络之中循环不休地运行，进而产生搏动，其运动形式表现为进退、来去、高深、敛散、疾缓等，由此获得的信息是广泛的。

现代研究发现，随着心脏节律性地收缩和舒张，其搏动对动脉血管造成有规律的扰动，脉搏可直观地反映心脏的功能。扰动沿血管方向传导，并与血流、血管壁及其周围组织相互作用，形成脉搏波。脉搏波是一种客观存在的现象，是心脏的振动沿动脉血管和血流向外周传播而形成的前进波。

什么是脉象

脉象指脉搏的形象与动态，为中医辨证的依据之一。各脏腑及全身组织、形神、官窍可遍见于寸口，通过诊察脉象可了解人体的生理、病理状况，亦可以推断阴阳的盛衰。

脉象的获取是一个完整的心理认知过程，应具备手指感觉系统的灵敏性、精确性及大脑知觉系统的经验丰富性。

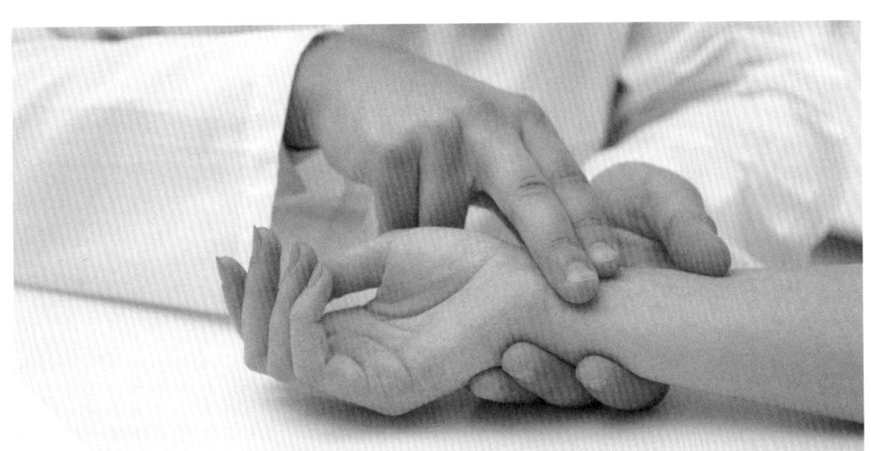

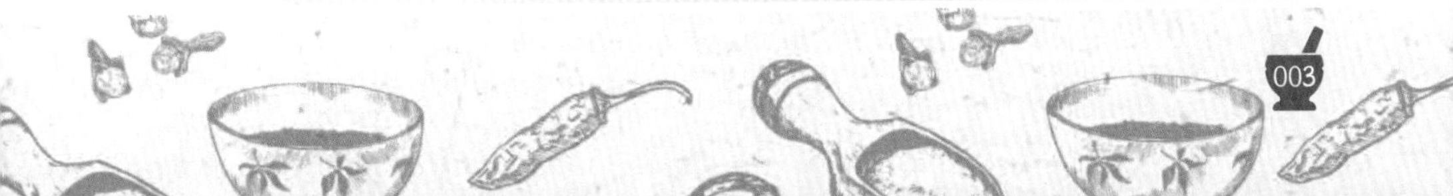

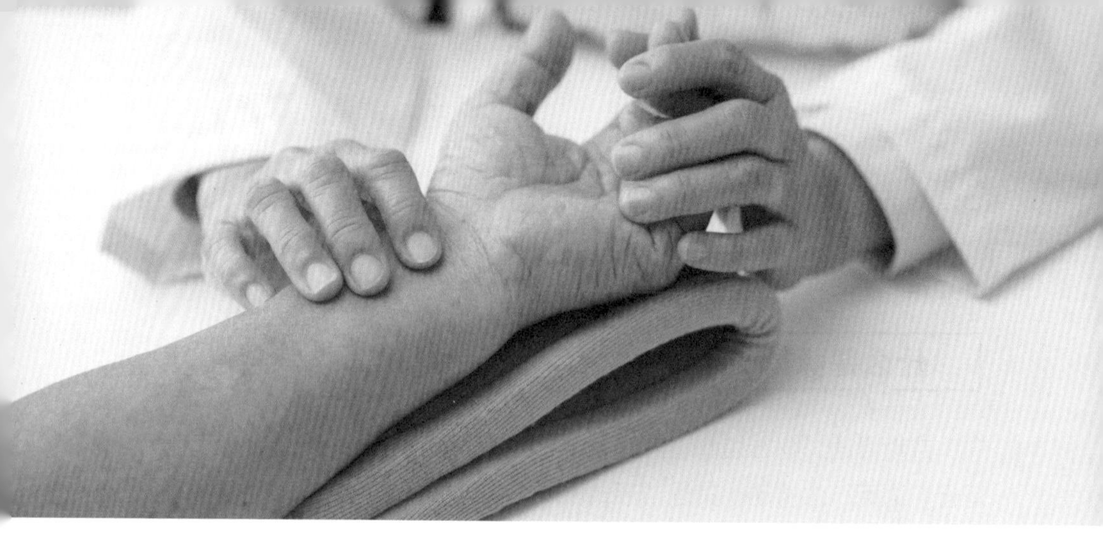

脉诊的功能

脉诊是机体信息集合体，通过脉诊可以了解机体诸多信息，不管在临床还是在社会实践方面都能起到指导作用。脉诊的功能可分为三大部分：指导辨证论治、养生调摄和指导社会活动。

中医学的基本特点是整体观念和辨证论治。其中，辨证论治是中医认识疾病和诊疗疾病的基本原则，也是对疾病的一种特殊研究和处理方法。辨证论治是通过望、闻、问、切四诊来进行的，“切而知之谓之巧”，通过脉象能够判断疾病的发生、发展及变化的每一个环节和机制，为疾病的辨证提供客观而准确的依据。

在养生调摄方面，脉诊更能发挥其独到的优势，通过脉象能准确地判断人体体质和个性的属性，再根据不同的体质和个性分别采取不同的养生调摄方法。

脉学的起源

根据有关文献记载，公元前5世纪，扁鹊创造了诊脉方法，故司马迁评价说："至今天下言脉者，由扁鹊也。"（《史记·扁鹊仓公列传》）有关详论诊脉内容则始见于《内经》，而寸口诊脉的方法及内容则见于《难经》。《内经》《难经》开创了诊脉及脉象归类研究的先河。东汉张仲景将《内经》《难经》创立的诊脉理论运用于临床诊断，并指导处方用药。

《伤寒论》论述病理脉象26种，《脉经》提出24种，《濒湖脉学》载有27脉，《诊家正眼》载脉28种，《脉法宝针》《四诊抉微》有29脉，还有分30脉、32脉的，近代多从28脉论述。就诊脉部位而言，《内经》中就有独取寸口诊法、人迎寸口合参诊脉法、三部九候遍身诊脉法等。汉代张仲景提出人迎、寸口、趺阳三部诊脉法。《难经》《脉经》明确地提出寸口分为寸关尺三部诊法，并沿用至今。历代医家之所以对寸口诊脉十分重视，是因为：一、寸口诊脉方法简便易行；二、确实有重要的临床诊断价值；三、掌握这一诊断方法有一定难度。因此，历代脉学研究者为了推广脉诊方法、阐明脉象机理，利于初学者掌握和运用，做了不少有益的工作。

由博返约、执简驭繁的归类研究方法

有将诸脉象归纳为阴阳两纲脉者，如《伤寒论》和《脉经》；有分浮、沉、迟、数四纲脉者，如《医学发微》《三因极一病证方论》；有分浮、沉、迟、数、弦、滑、虚、实八纲而统领诸脉者，如《景岳全书》；也有归为十纲者。戴启宗在《脉诀刊误》中将这种归类研究用分、合、偶、比、类五字加以总结，提示后学在掌握脉象特点时应该详细分辨

每种脉象而求其博，也要综合分析而求其约，对偶比较相反性状的脉象以加深记忆，对类似脉象进行对比归类。这种归类研究脉象的好处在于约之以类，执简驭繁，非约不能执其要，不博无以推其详；由约至博谓之进，由博返约谓之精。

脉形图像示意——力争脉体形象化的研究方法

从《内经》开始，古人为了使那些难于体察的脉象易于掌握，就应用诸如“长竿末梢”“如落榆英”“如风吹毛”等日常生活中的实例，用生动形象的比喻对脉象做了描述。但任何比喻都无法将事物本质具象化。宋代施发首先将脉搏跳动的形状描绘成图像，著《察病指南》，载图33幅，创立了运用比较直观的脉象图形来研究脉象变化的新方法。之后，明代张世贤著《图注脉诀》，记有脉图22幅。明代沈际飞著《人元脉影归指图说》，制图21幅。这些模式图可以说是仪器描绘图像的前身，给后来学者不少启发和帮助。

脉学之宗——扁鹊

脉诊究竟起源于何时，至今仍缺少明确的证据，但据有关历史资料的记载，脉诊最早可以追溯到公元前7世纪前，创始人为秦越人，即扁鹊。扁鹊为战国时医学家，姓秦，名越人，齐国渤海郡鄚（今河北任丘）人。扁鹊是中国传统医学的鼻祖，对中医药学的发展有着特殊的贡献。扁鹊年轻时虚心好学，刻苦钻研医术。他把积累的医疗经验用于平民百姓，周游列国，到各地行医，凭借高明的医术，为百姓治好了许多疾病，解除了民众的痛苦。

扁鹊看病行医有“六不治”原则：一是依仗权势、骄横跋扈的人不治；二是贪图钱财、不顾性命的人不治；三是暴饮暴食、饮食无常的人不治；四是病深不早求医的不治；五是身体虚弱而

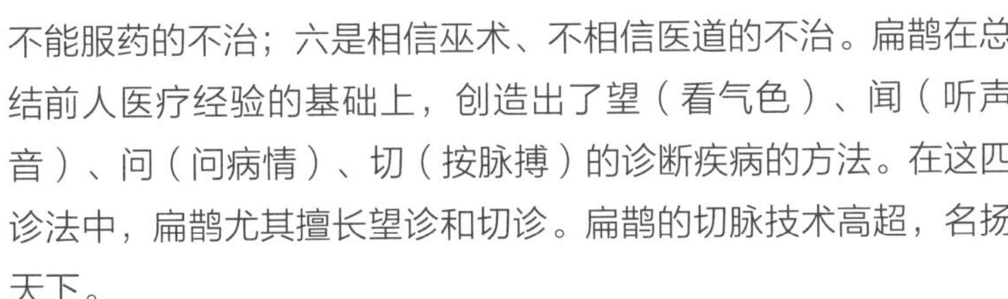

不能服药的不治；六是相信巫术、不相信医道的不治。扁鹊在总结前人医疗经验的基础上，创造出了望（看气色）、闻（听声音）、问（问病情）、切（按脉搏）的诊断疾病的方法。在这四诊法中，扁鹊尤其擅长望诊和切诊。扁鹊的切脉技术高超，名扬天下。

关于扁鹊有一则这样的故事。有一次，扁鹊路过虢国，见到那里的百姓正在举行祈福消灾的仪式，就问是谁病了，宫中术士说，太子死了已有半日了。扁鹊问明了详细情况，认为太子患的只是一种突然昏倒而不省人事的“尸厥”症，鼻息微弱，像死去一样，便亲去察看诊治。他让弟子磨研针石，刺百会穴，又做了药力能入体五分的熨药，用八减方的药混合使用之后，太子竟然坐了起来，和常人无异。扁鹊继续调补阴阳，两天以后，太子完全恢复了健康。从此，天下人传言扁鹊能“起死回生”，但扁鹊却否认说，他并不能救活死人，只不过能把应当活的人的病治愈罢了。

脉学的老先知——医缓

医缓生活在春秋时期的秦国，医术高超。据《左传》记载，鲁成公十年（公元前581年），晋国的国君晋景公生了重病。晋景公当时还是相信巫术的，他知道桑田那边有一位巫人（史书上称为“桑田巫”），就把这巫人召来。这位巫人通过一番占卜，认为晋景公的病是因为有两个鬼魂在作祟，那就是先前被晋景公杀死的两个晋国大夫赵同和赵括的鬼魂。但巫术久治不效，还断言晋景公必尝不到新麦——月内必死。

后来晋景公听说相邻的秦国有良医，于是就向秦国求医。秦桓公便亲自派遣医缓去为晋景公治病。医缓来到晋国，详细诊察了晋景公的病情后说：“病不可为也，在肓之上，膏之下，攻之不可，达之不及，药不至焉，不可为也。”晋景公称赞：“良医也。”正如医缓所言，不久晋景公便昏厥，“未尝新麦”而死。

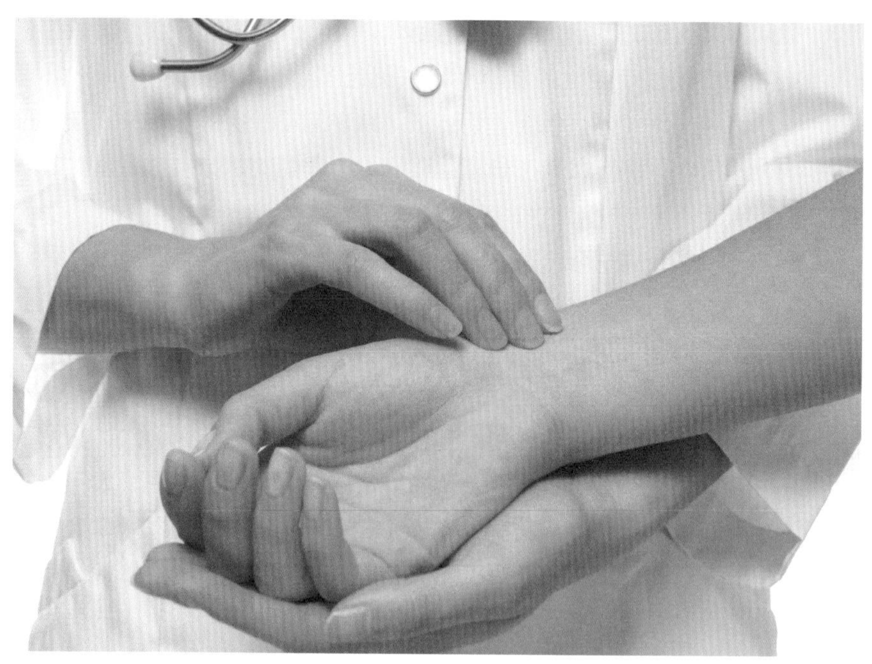

医缓从早期医学的角度做出的预后诊断，与“桑田巫”的鬼魂之说形成了鲜明的对照。医缓是历史记载的最早的专职医生之一，也是最早的宫廷医生的代表。自从医缓为晋景公诊病之后，“病入膏肓”就成为典故流传下来。“病入膏肓”，含有“不治之症”或“难治之症”的意思。在后世的医书中，膏、肓经常出现在说明人体生理病理的术语之中。膏指心尖脂肪，肓指心脏和膈之间，而膏肓主要是指疾病部位很深而且隐蔽。古人认为，如果患了这样的病，用药物、针灸等治法都起不到什么作用了。在人体经络中，还有一个名为“膏肓俞”的穴位，在背部的第四胸椎两旁。

气血与脉象的关系

《内经》是我国现存医学文献中最早的全面总结脉学的著作，其中包含大量关于早期脉学的内容。尽管其论述的脉学还处在发展初期，尚未形成独立的脉学体系，但对后世产生了巨大的影响，是后世脉学的基石及理论源泉。但在《内经》中，脉的种类繁多，所主病症亦多种多样，再加之兼脉的诸多变化，未免给人眼花缭乱之感。若从气血对脉影响的角度来研究脉的变化及主病，则简洁明了，纲举目张。

气、血、脉的生成

人体之所以能够维持生命的功能，在于有气血周流全身而发挥作用；气血之所以能够泉源不竭，在于有饮食水谷不断转化为精微物质的后盾支持。水谷是气血生成的基础，而上焦、中焦是气血生成的场所。《内经》云："上焦开发，宣五谷味，熏肤、充身、泽毛，若雾露之溉，是谓气。""中焦受气取汁，变化而赤，是谓血。"经脉是人身体里的一个重要组成部分，对全身有着贯通营养的作用，是将营养物质输布全身的通道。考求《内经》，脉有一个十分清楚而且重要的含义是血脉，即血管。《内经》云："人始生，先成精，精成而脑髓生。骨为干，脉为营，筋为刚，肉为墙，皮肤坚而毛发长。谷入于胃，脉道以通，血气乃行。"此言之意，人刚生成时，脉是人体中起营养作用的一部分，倘若只从物质的角度理解经脉，则失之远矣。经脉是营养全身的通道，其中有发挥功能的气与血，如果没有气的推动温养及血液的充注流溢，经脉只是没有任何功用的简单物质而已。

气血定脉

气血调和则脉象平，人若气血调和、经脉通畅，则体态安泰、精神祥和、百病不起，是以人贵在气血调顺。《内经》言：“血气者，人之神，不可不谨养。”气血为人身之根本，脉象是人体状态之反映，若人体气血调畅，则脉象亦为之平和。

脉象是五脏的“监视器”

脉象的形成不仅与心、脉、气、血有关，亦与脏腑的整体功能活动有密切关系。

肺脏

肺主气，司呼吸。肺对脉的影响首先体现在肺与心，以及气与血的功能联系上。由于气对血有运行、统藏、调摄等作用，所以肺的呼吸运动是主宰脉动的重要因素。一般情况下，呼吸平缓则脉象徐和；呼吸加快，脉率亦随之急促；呼吸匀和深长，脉象流利盈实；呼吸急迫浅促，或肺气阻滞而致呼吸困难，脉象多细涩。

肝脏

肝藏血，具有储藏血液、调节血量的作用。肝主疏泄，可使气血调畅、经脉通利。肝的生理功能失调，可以影响气血的正常运行，从而引起脉象的变化。

脾胃脏

脾胃能运化水谷精微，为气血生化之源、“后天之本”。气血的盛衰和水谷精微的多寡，表现为脉之“胃气”的多少。脉有胃气为平脉，胃气少为病脉，无胃气为死脉，所以临床上根据胃气的盛衰可以判断疾病预后。

肾脏

肾藏精，为元气之根，是脏腑功能的动力源泉，亦是全身阴阳的根本。肾气充盛，则脉搏重按不绝，尺脉有力，是谓“有根”；若精血衰竭、虚阳浮越，则脉象变浮，重按不应指，是为“无根”脉，提示阴阳离散、病情危急。

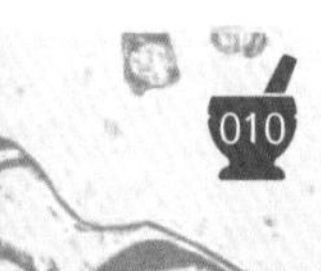

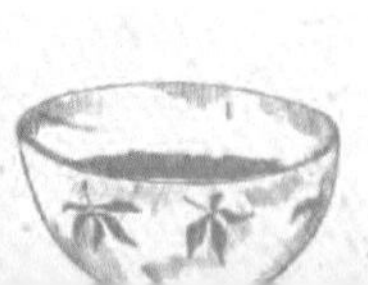
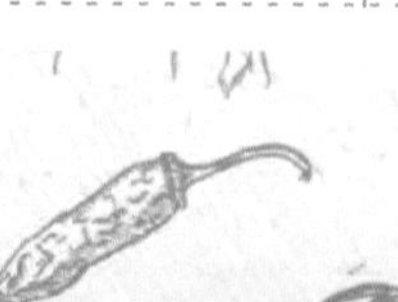
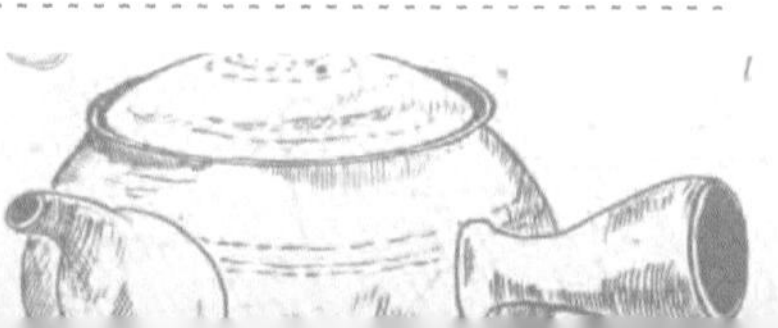

脉象是心脏功能的反应器

现代科学证明，血管的搏动其实是心脏跳动引起的，所以脉象是心脏功能最直接的表现，脉象的产生与心脏的搏动、心气的盛衰、血管的通利和气血的盈亏及各脏腑的协调作用直接相关。

心脏的搏动

在正常情况下，脉搏和心跳是同步的，心脏跳动一次，脉搏就动一次，如果心脏出现了问题，就有可能让脉搏和心跳不同步，比如心律失常的时候。所以这就预示着，脉搏和心跳一致相对来说就比较健康；如果不一致的话，就一定是心脏出现了问题，需要及时就医。

脉管的收缩

脉管系统的主要功能是运输：一方面把消化系统吸收的营养物质和呼吸系统吸收的氧气运送到组织和细胞，同时将组织和细胞代谢过程中产生的代谢产物和二氧化碳运送至泌尿系统、呼吸系统和皮肤而排出体外；另一方面还把内分泌器官和内分泌组织产生的激素运送至靶器官和靶细胞调节其活动。最新研究发现，脉管系内皮细胞和平滑肌还具有内分泌功能，参与代谢和免疫。

心阴与心阳的协调

心血和心阴是心脏生理功能活动的物质基础，心气和心阳是心脏的功能活动基础。心阴心阳的协调，是维持脉搏正常的基本条件。当心气旺盛，血液充盈，心阴心阳调和时，心脏搏动节奏和谐有力，脉搏亦从容和缓、均匀有力；反之，可以出现脉搏的过大过小、过强过弱、过速过迟等变化。所以一些心脏问题通过脉象可以很清楚地表现出来。

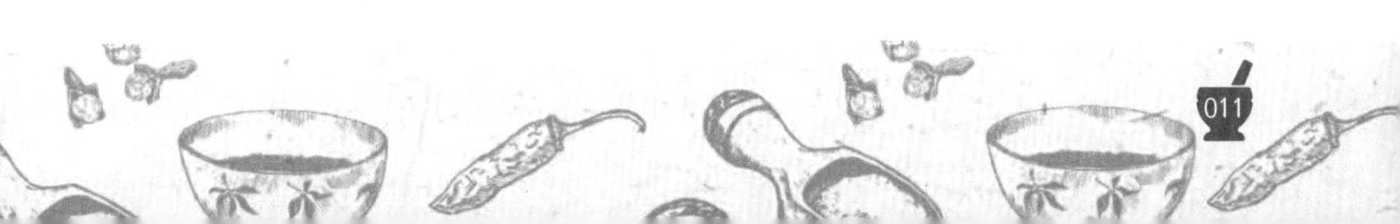

04

脉法主要有哪些类型

扁鹊脉法

有人认为扁鹊非指一人，乃是当时医术高超者之统称。如果是这样的话，那么扁鹊脉法亦非个人经验的总结，而是反映着当时的脉学成就。由于《难经》脉法已介绍于前，因此这里所参照的主要是《脉经》收录的“扁鹊阴阳脉法”“扁鹊脉法”“扁鹊诊诸反逆脉”“诊损至脉”等文献，从中可以看出扁鹊脉法有如下特点：

与《内经》相互渗透

由于扁鹊的活动年代与《内经》成书年代大体一致，因此诊脉的原则与《内经》亦多重合，甚至某些具体论述也如出一辙。例如《扁鹊诊诸反逆死脉要诀》与《素问·大奇论》几乎一字不差，只是论述编排的次序略有不同而已。

另外，扁鹊的论述中常出现冠以“经曰”“经言”的引语，而其内容为《内经》所无，如“经言：得病七八日，脉如屋漏雀啄者死”，“脉五来一止，不复增减者死，经名曰代”，等等。这说明扁鹊脉法除与《内经》相互影响外，可能还别有所承，或许是来自长桑君所传之上古医书。另外，后世称为“十怪脉”的虾游、鱼翔、偃刀、转豆等，其描述

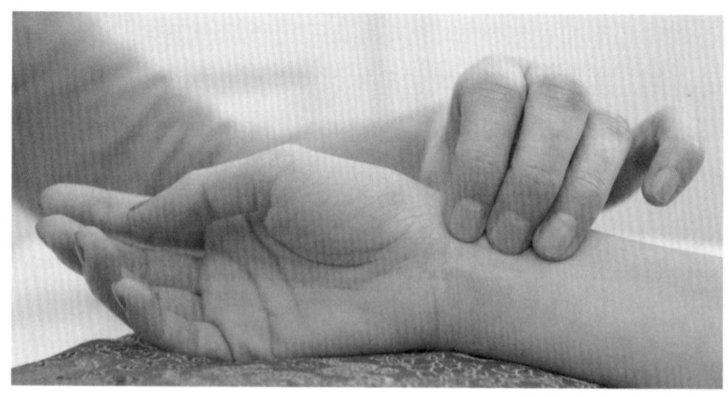

亦首见于扁鹊，而为《内经》所无，如其曰："脉困，病患脉如虾之游，如鱼之翔者，死。"并指出了死脉的共同特点是："如群鸟之聚，一马之驭系，水交驰之状，如悬石之落。出筋之上，藏筋之下，坚关之里，不在荣卫。"这些描述至今仍有较高的临床价值。在诊法上，《内经》同时采用寸口、喉手、遍身三种诊法，而扁鹊脉法则全部采用独取寸口诊法，甚至可以认为《内经》中的寸口诊法即来自扁鹊。由此可见，扁鹊脉法与《内经》脉法是同中有异、相互渗透的。

阴阳脉法

扁鹊的阴阳脉法以其三阴三阳独特的时空分布而自成一体。关于三阴三阳在一日中的分布，《扁鹊阴阳脉法》曰："平旦曰太阳，日中曰阳明，晡时曰少阳，黄昏曰少阴，夜半曰太阴，鸡鸣曰厥阴，是三阴三阳时也。"与一般厥阴、少阳、阳明、太阳、太阴、少阴的顺序有异。关于三阴三阳在一年中的分布，《扁鹊阴阳脉法》又曰："少阳之脉……王十一月甲子夜半，正月二月甲子壬。太阳之脉……三月四月甲子王。阳明之脉……五月六月甲子王。少阴之脉……王五月甲子日中，七月八月甲子王。太阴之脉……九月十月甲子王。厥阴之脉……卜一月十二月甲子王。"从中可以看出，其排列顺序为少阳、太阳、阳明、少阴、太阴、厥阴。其主时，少阳从十一月至二月，少阴从五月至八月，分别为四个月。在少阳的主时中包含了厥阴主时，在少阴的主时中则包含着阳明主时。由此看来，一年之时仅少阳、太阳、少阴、太阴四者即可全部分主。人所共知，三阴三阳是在四象（太阳、少阳、太阴、少阴）中增加了阳明与厥阴而后形成的，而扁鹊的这种三阴三阳主时法带有浓厚的四象色彩。而这种尚未完全从四象中蜕化出来的现象在《内经》的阴阳学说中已经基本见不到了。

注意通脉与痛脉之顺逆

扁鹊认为，无论形体还是病症，都应与脉象相适应，反之则为逆。关于形与脉，扁鹊曰："肥人脉细小如丝欲绝者死；羸人得躁脉者死。人身涩而脉来往滑者死；人身滑而脉来往涩者死。人身短而脉来往长者死；人身长而脉来往短者死。人身小而脉来往大者死；人身大而脉来往小者死。"其所说的死字当与病字互看，并非断其必死，而是认为形与脉逆，患病则预后多差。关于病与脉，扁鹊曰："设病者，若闭目不欲见人者，脉当得肝脉弦急而长，反得肺脉浮短而涩者，死也。病若开目而渴、心下牢者，脉当得紧实而数，反得沉细而微者死。病若吐血复鼽衄者，脉当得沉细，而反浮大牢者死。病若谵言妄语，身当有热，脉当洪大，而反手足四逆，脉反沉涩而微者，死也。"其论述比《内经》丰富得多。这说明扁鹊脉法产生于丰富的临床经验之中。总之，扁鹊脉法与《内经》相互渗透，以独取寸口为法，重在判断阴阳盛衰、病势之逆顺，集当时脉学之精华，对后世产生了深远的影响。

古代经脉诊法是一种综合了多种方法手段的检查方法，它与经络的全部内容相联系、相适应，诊脉动是其中一个具体方法，由于诊脉动越来越被重视，内容日益丰富，于是逐渐与其他方法分开，独立出来，并独自占有脉诊之名。

华佗脉法

华佗，字元化，东汉末年谯县人，以擅长外科手术而名垂史册，据《魏志·华佗传》"其治病，手脉之候，其验若神"的记载，可知其亦精通脉法。从现存的文献中可以看出，华佗主要是师承扁鹊脉法。如《脉经·扁鹊诊诸反逆死脉要诀》篇末附有"华佗效此"四个小字，以及在《华佗神医秘传·论脾脏虚实寒热生死逆顺脉证之法》中大段引用扁鹊脉法等，都是明证。因此，其诊法亦为独取寸口法。此外，华佗脉法尚有如下特点：

区分寸关尺

目前能够见到的记载将寸关尺三部法用于实际诊脉的文献中，较早的要算华佗脉法了（《难经》仅提出寸关尺法，具体应用记载尚少）。在华佗脉法中，"关"已不再仅是寸与分界之意，而是作为一部脉被用于临床诊察，如《论肝脏虚实寒热生死逆顺脉证之法》曰："肝中寒……其脉左关，曰迟门涩者是也。"寸关尺与某些脏腑之间已经有了明确的对应关系，如：左寸属心、小肠，左关属肝、胆，左尺属肾，右寸属肺，右关属脾。关于其他脏腑的分属，胃脉曰"关"，但未明确指出其在左在右。大肠、膀胱、三焦三脉则未注明当分属何部，并且亦未提及右尺当主何脏何腑。这些现象不知是由于文献缺漏所致，还是由于寸关尺三部法尚不完善，而遗有草创之痕迹的结果。仓公脉法虽亦独取寸，但其不分寸关尺之部，其用指或二指或三指齐按，即今之总按法，其指法仅有浮沉之举按变化；而华佗脉法则用三指以分三部，既有总按法，又有单独诊察各部的单按法。而且后世所记载与使用的脉象，在华佗脉法中基本齐备。可见，华佗脉法较前已有了很大的发展。

阴阳脉法

与《内经》、扁鹊脉法不同，华佗是以脉象分阴阳。《脉要论》曰："短、涩、沉、迟、伏皆属阴，数、滑、长、浮、紧皆属阳。阴得阴者从，阳得阳者顺，违之者逆，阴阳消息，以经而处之。"与仲景脉法有相似之处，然而，其阴阳逆顺之判定则存在脉与色、证型之符与不符。如《论五色脉》曰："面白无左关脉，肝绝金克木。"《论脉病外内证诀》曰："病气人，一身悉肿，四肢不收，喘无时，厥逆不温，脉候沉小者死，浮大者生。"《脉要论》曰："长人脉长，短人脉短，性急则脉急，性缓则脉缓，反此者逆，顺此者从。"这些论述都较前更丰富而深入。

脏腑脉法

华佗在《华佗神医秘传》中分别列举了肝、心、脾、肺、肾、胆、小肠、胃、大肠、膀胱、三焦等脏腑，虚实、寒热、生死、逆顺等脉法。其中的主要内容与《内经》大体一致。如脾脉"急甚则瘈纵，微急则膈中不利，食人而还出。脉缓甚则痿厥，微缓则风痿，四肢不持，大甚则寒热作，微大则消瘅。滑甚则颓疝，微滑则虫毒，肠脉鸣中热。涩甚则肠溃，微涩则内溃下脓血"与《灵枢·邪气脏腑病形篇》大致相同。华佗除了与《内经》一样从整体上把握五脏之脉，如肝脉"弦软"、心脉"钩"、脾脉"缓"、肺脉"浮而毛"、肾脉"沉濡"之外，还从寸关尺各部所主之脏腑脉象的变化上进一步加以体察，使脏腑脉法更趋完善。总之，华佗脉法已经与今日脉法十分相近了，凡今日较重要的诊法，在华佗脉法中均已具备。而且其中亦广泛地运用了五行学说，与扁鹊、仓公等脉法又有显著的区别。

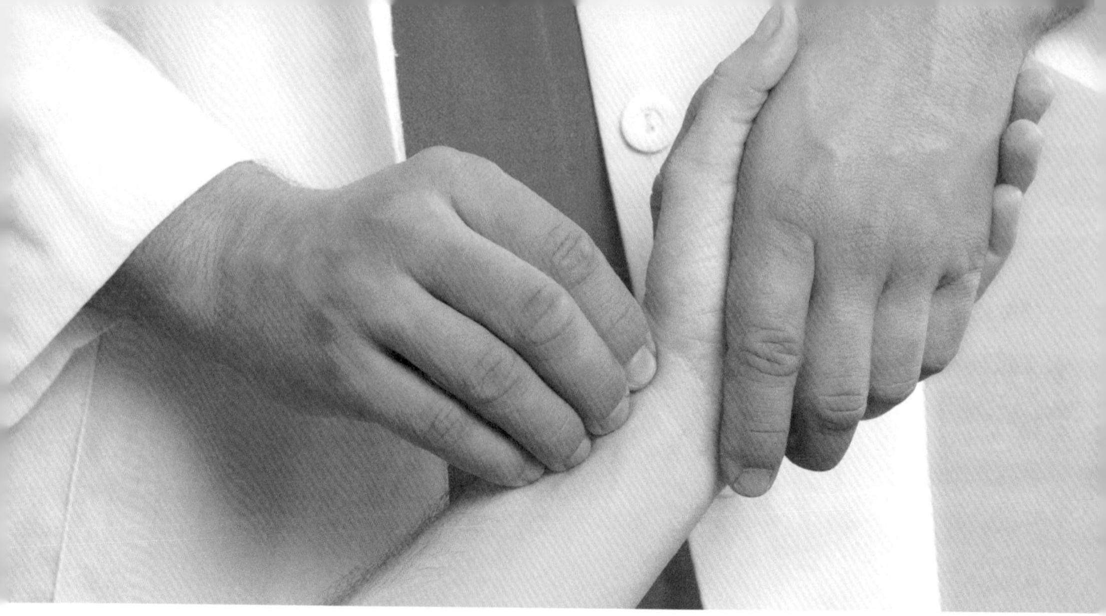

仲景脉法

阴阳学说不但是辨证的总纲，而且也是辨脉之总纲。仲景首先将脉分为阴脉阳脉，然后借以辨别阴证阳证。如《辨脉法》：“问曰：脉有阴阳，何谓也？答曰：凡脉大浮数动滑，此名阳也；脉沉涩弱弦微，此名阴也。凡阴病见阳脉者生，阳病见阴脉者死。”又如：“问曰：脉有阳结阴结者，何以别之？答曰：其脉浮而数，能食，不大便者，此为实，名曰阳结也。其脉沉而迟，不能食，身体重，大便反硬，名阴结也。”可见仲景脉法应用阴阳的大体，首先以脉象分阴阳，如浮、大、数、动、滑为阳脉，沉、涩、弱、弦、微为阴脉。下面给大家介绍一下仲景脉法的应用：

寸口诊脉法

独取寸口诊脉法出于《素问·五脏别论》。在《伤寒杂病论》中，凡提到寸口脉或单提脉象者，皆属于诊寸口之脉法。这种诊法取脉方便，颇为实用。

寸口趺阳诊法

寸口主五脏，为脉之大会；趺阳主脾胃，以候中焦。故曰寸口和趺阳脉合诊即可诊断五脏之候，特别是心肺之气血的有余与不足和脾胃之气的强弱。二者合参更为全面，辨证亦更准确。

寸部尺部对比诊脉法

寸口脉又分为寸关尺三部，因寸关尺三部脉象所主脏腑不同，故寸部与尺部相对比，对分别脏腑的不同病症亦具有一定的意义。

诊尺脉法

单诊尺脉多候下焦疾病，特别是对肾及妊娠等的病理反映，有着重要的参考意义。如《金匮要略·妇人妊娠病脉证并治》篇有对尺脉小弱的论述："妇人得平脉，阴脉小弱，其人渴不能食，无寒热，名妊娠，桂枝汤主之。"育龄妇女，身无大病，但见呕吐，不欲饮食，无寒热见症，为妊娠恶阻，即所谓"身有病而无邪脉"。只见尺脉小弱为妇人胎气始成，经血养胎，胎气未盛之故，宜以桂枝汤化气调营，使脾胃和，胎气自安。妊娠多见滑数之脉，此处尺脉弱，乃妊娠恶阻之征。

尺脉趺阳诊脉法

尺脉主下焦，主候肾；趺阳主中焦，候脾胃。故以尺脉与趺阳对比，可诊断脾胃及紧的疾患。如《金匮要略·黄疸病脉证并治》篇曰："尺脉浮为伤肾，趺阳脉紧为伤脾，风寒相搏，食谷即眩，谷气不消，胃中苦浊。浊气下流，小便不通，阴破其寒，热流膀胱，身体尽黄，名曰黄疸。"尺脉浮为肾虚有热；趺阳脉紧为寒盛伤脾，脾湿内停，湿热相搏，则为黄疸。

诊关脉法

关脉主中焦，对脾胃病有一定的参考价值。如《伤寒杂病论》曰："心下痞，按之濡，其脉关上浮者，大黄黄连泻心汤主之。"关脉以候脾胃，浮脉又主阳热，故法以清热主治。又如《金匮要略·胸痹心痛短气病脉证治》篇曰："胸痹之病，喘息咳唾，胸背痛，短气，寸口脉沉而迟，关上小紧数，瓜蒌薤白白酒汤主之。"

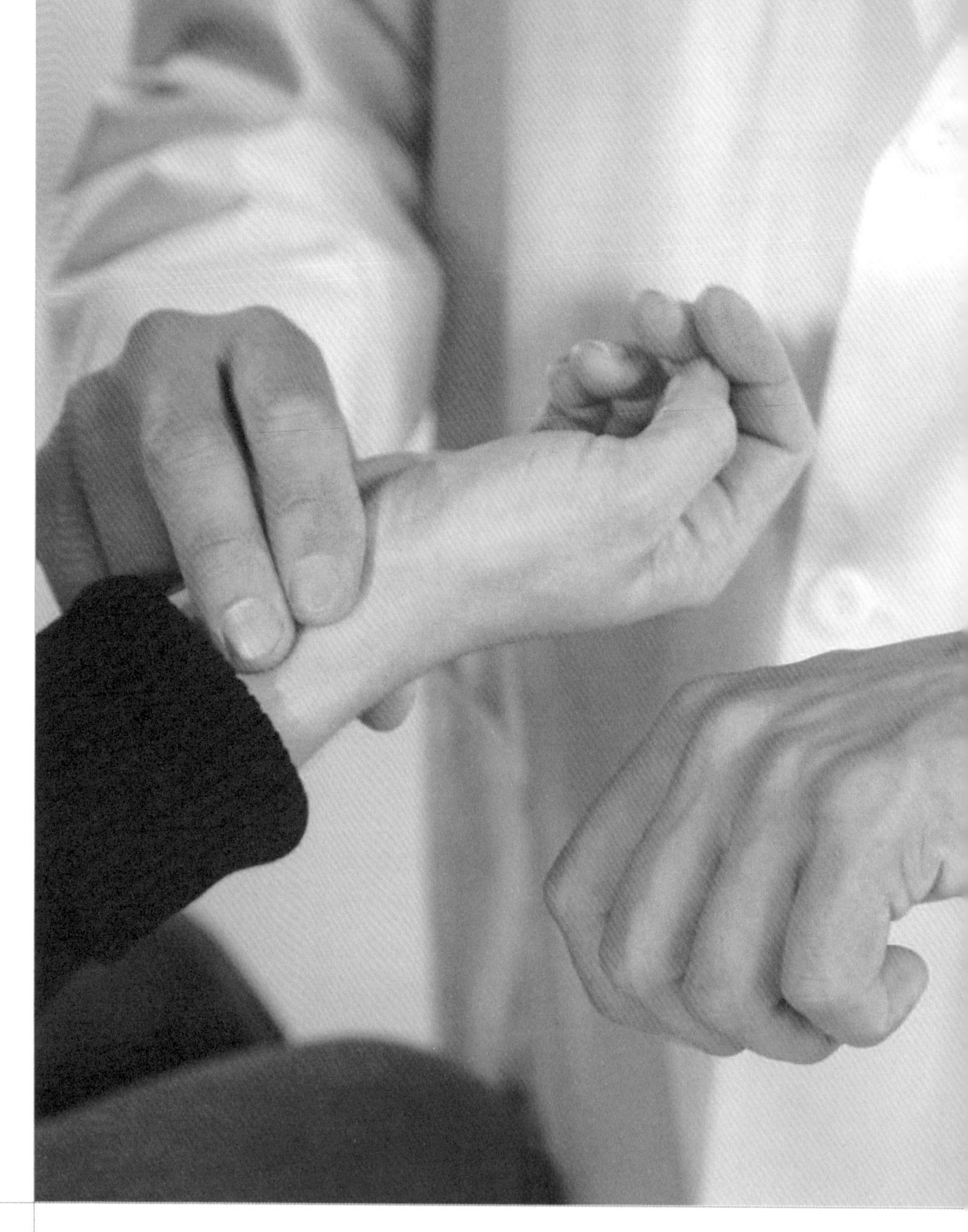

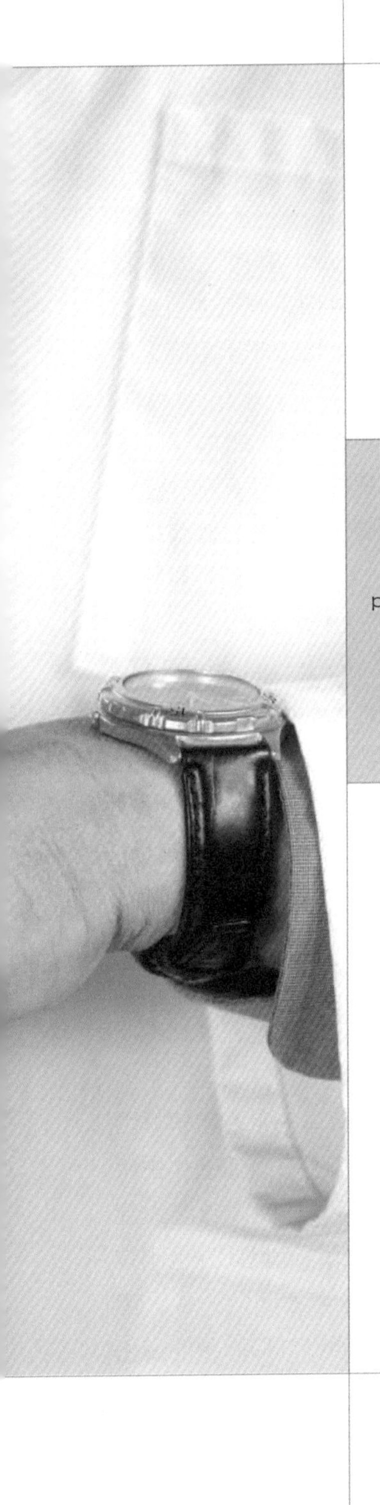

part 2 如何快速学习脉诊

01

掌握脉诊的手法，轻松学切脉

寸口脉诊分候法

《内经》将寸口又称为气口或脉口，唐代王冰解释说：“气口，则寸口也，亦谓脉口。以寸口可候气之盛衰，故云气口。可以切脉之动静，故云脉口。皆取于手鱼际之后同身寸之一寸，是则寸口也。”

寸口在腕后桡动脉所在的部位，分寸、关、尺三部。“从鱼际至高骨却行一寸，故曰尺寸，寸后尺前，名曰关”，就指出以腕后的高骨（桡骨茎突）为标志，高骨内后侧的部位为关，关部之前（腕端）为寸，关部之后（肘端）为尺。两手各有寸、关、尺三部，统称两手六部脉。

寸、关、尺三部又各分浮、中、沉三候，这就是寸口诊法的九候诊脉方法。《难经·十八难》指出：“三部者，寸、关、尺也；九候者，浮、中、沉也。”

独取寸口诊脉方法始见于《内经》。寸口脉象之所以能够反映五脏六腑的病变，一是因为寸口为手太阴肺经之动脉所在。“肺朝百脉”，全身的气血通过经脉不断汇合于肺，所以寸口的脉象变化不但可测知手太阴肺经的气血活动，而且能反映五脏六腑的气血盛衰。二是因为足太阴脾经与手太阴肺经相连，脾为后天之本、气血生化之源，水谷经脾胃消化，精微部分由脾转输于肺，而后布散全身。寸口虽属手太阴肺经，然脉气却是来自足太阴脾经所转输的水谷精气，因此寸口脉不但能候肺气，也能表现脾胃盛衰及气血的化生状况，“气口亦太阴也”即言此。三是因为寸口为脉之大会处，就是说人身的经脉之气不仅汇聚于此，而且此处也比较灵敏地表现全身脉气的盛衰，故有“脉会太渊”一说。因此，全身脏腑经脉气血的情况，都可以通过寸口脉象的变化反映出来。

寸关尺的定位

寸关尺为脉学术语，指寸口脉分三部的名称。历代医家对寸、关、尺各部的长度有着不同的见解，其中以“脉取三寸，三部各为一寸”的观点得到了多数医家的认同。研究认为，三部总长度应根据人腕部桡动脉比较浅露肤表的一段长度来确定，在前臂中所占长度比例应与前臂在人身长中所占长度比例相适应；而各部的长度应按寸、关、尺分别反映人体上、中、下三段的身长比例来确定。按照上述原则计算，三部总长度以2寸最合理，寸、关、尺的长度分别为6分、2分、12分。

位置：桡骨茎突处为关，关之前（腕端）为寸，关之后（肘端）为尺。寸、关、尺三部的脉搏，分别称寸脉、关脉、尺脉。

寸口诊法的施诊宽度为1.9寸，其中关部、寸部各占6分，尺部占7分。在实际的操作过程中，一开始练习可以用笔画一下，时间长了根据经验把握，关部与寸部之间的距离稍窄一点即可。所说的寸，不是我们平时的度量单位，而是手指同身寸，以被诊人的手指为标准。

1寸：拇指最宽处的宽度，或者中指指节上下两横纹间的宽度。
1.5寸：食指和中指两指的横宽度。
2寸：食指、中指、无名指三指的横宽度。
3寸：食指、中指、无名指和小指四指的横宽度。

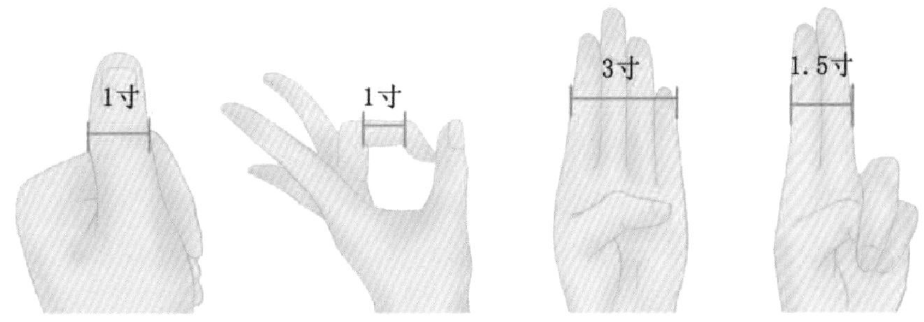

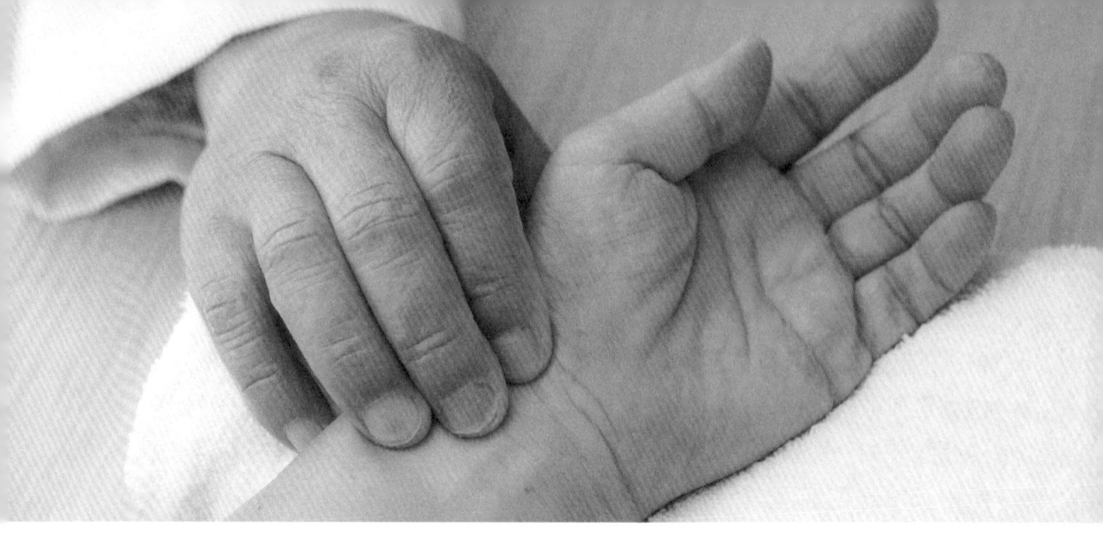

寸关尺所对应的脏腑

寸、关、尺分候脏腑源于《素问·脉要精微论》尺肤诊中对尺肤部位的脏腑分候之法。原文规定两侧腕肘关节之间为尺肤，划分三等份，从腕关节至肘关节的尺肤部，左臂尺肤依次分配所候的脏腑是心、肝、肾，右臂尺肤部依次候的脏腑是肺、胃、肾。《难经》演变为寸口脉的脏腑分配虽然有所不同，但大同小异。

目前关于寸、关、尺三部分候脏腑多以下列为准：

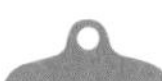

左寸候：心与膻中；右寸候：肺与胸中。
左关候：肝、胆与膈；右关候：脾与胃。
左尺候：肾与小腹；右尺候：肾与小腹。

这种分配方法体现了上（寸脉）以候上（身半以上）、下（尺脉）以候下（身半以下）的原则。但必须指出，寸、关、尺分配脏腑所候的脉象是反映脏腑之气的变化情况，而不是五脏六腑出于寸口的某一部位。

此外，也有不分寸、关、尺，只分浮、中、沉的脉法，根据浮、中、沉的不同脉象特征，左手诊心、肝、肾，右手诊肺、脾、命门，从而察各脏腑的盛衰。这种方法是在病情危急，速求其病的一种应急诊脉方法，临床上诊老人、虚人、久病者、产后者也可用此法。

布指训练

医者和患者侧向而坐，用右手诊视患者左手，以左手诊视患者右手。布指要领分为三指平齐、中指定关、以指目按脉脊三步。

1 三指平齐训练

诊脉者的手指指端要平齐，手指略呈弓形倾斜，与受诊者体表约成45°为宜。

2 中指定关训练

医者三指平齐下指时，先以中指端按压在掌后高骨（桡骨茎突）内侧动脉处，然后食指按下关前（远心端）定寸，无名指按下关后（近心端）定尺。

3 以指目按脉脊训练

用指尖隆起处按脉脊。因指尖感觉敏锐，当用一般切脉法脉象不明时，可采用此法，获取进一步的脉诊印象。

运指训练

布指完成后，运用手指的感觉功能进行多层次、多部位和多点位的脉象搜寻，以获得最大信息量，即运指候脉。在这个过程中，需要运指技能的训练。

指力的训练

锻炼指力的方法主要是放松手腕，并持久地按压一个有韧性的物体，逐步延长按压的时间，以能够持续稳定地诊满“五十动”时间为度。

位置稳定性训练

训练时主要根据某层的血流速度来确定流层的位置，并能够在这个流层位置保持“五十动”的时间，中间不可出现层位的改变。

追踪训练

训练时要将手指保持在某个固定的血液流层，同时采用加压追踪的方法，保持与下降支的同步运动。通过手指的运动，追踪脉搏上升支与下降支，使手指与脉搏的上升、下降保持同步。

总按、单按训练

总按的训练要点主要是三指同时下按的力度要均衡，所到达的层面要一致，三指用力大小均衡，使三指所达到的血流层面一致。

单按则是其他二指轻轻抬起，以不脱离皮肤为准。

脉象知觉加工的训练

脉象知觉加工训练可分为“自上而下”和“自下而上”两种。

“自上而下”，即由整体脉象开始，到单部脉象，再到微观脉象。

“自下而上”，即由显现出的微观脉象特征开始，到单部脉象，再到整体脉象。

指力是指诊脉时运指的力量。脉诊时运用不同指力进行总按、单按取脉是脉诊内容中的重要一环，故把它单列一节予以讨论。

“浮、中、沉”取脉法是现行运用最多的指力取脉方法，一般认为对各部轻指力按为浮取，重指力用力按为沉取，稍加用力按（不轻不重）为中取。浮取易得，中、沉取则无明显的标志，故较难区分，力度很难把握。

浮取

浮取之法，有云“轻下指即得”，有云“轻手按之即得”，其言皆不得其要。莫不如《难经》所云“轻触手即得”，即浮取不必轻按，触肤即得。关键是不可按之，否则如何“轻手”？如何“轻下”？只要有按之举，皆已用力，更何况“轻力”不好掌握。要掌握浮取的力度，必须运用掌部的韧力举起手掌，控制三指触及皮肤而不用施力。浮取所得脉象一般为浮脉，用以察表里之虚实。凡脉浮主表，不可攻里也。如仅寸脉浮者，多为感冒初起1～2日；如寸关俱浮者，此外感迁延3～4日；尺寸俱浮者，太阳受病也。兼紧者寒在表，兼数者热在表。脉中有力为有神，可汗；无力为无神为虚，不可汗。浮而长，太阳合阳明；浮而弦，太阳合少阳。

中取

有学者说，中取即以不轻不重的指力按之，其标准是按至肌肉的部位。这种说法同样是不着痛痒。什么是不轻不重的指力？肌肉之间在哪？更何况每个人的手部肌肉肥瘦不

同，根本没有客观的标准可参考。经过临床的实践，认为总按三指下压到各部脉的搏动同时最强，脉象感觉最敏锐的时候就是中取的最标准位置。这时的力度就是我们所说的“不轻不重的下指力度”了，这时的力度基本上没有把脉管压扁。如果是单按，亦以该部脉搏搏动最强位置为标准，中取所得脉象一般是察阳明少阳二经之脉也，或长或弦，尺寸俱长者阳明也，尺寸俱弦者少阳也。浮长有力，则兼太阳，表未解也；兼数为热，兼浮有表。

沉取

沉取一般是采用重手按至筋骨的部位。重手力度没有相应的量度，幸好筋骨的部位是较固定的自然标志，所以可以之作为着力点的参考。中取力度往下压，将脉管压抵在筋骨间，此时的脉管一般被压扁了，特别是尺部的脉象比较明显，而寸关的搏动相对沉闷。此时手指可上下提摸，以脉动最明显、力度最强时作为沉取的位置。如果此时继续下压，会将脉管压住，关部常感觉不到脉动，尺部和寸部有微弱的跳动。此时就到了推筋着骨的力度，是谓沉取太过。

沉取乃候三阴脾肝肾之气，主里证、阴证。尺寸俱沉细，太阴也；俱沉者少阴也；俱沉弦者厥阴也。有力为有根，为阳盛阴微，宜滋阴以退阳；无力为无根，为阴盛阳微，宜生脉以回阳也，用药宜守而不宜攻，宜补而不宜泻。

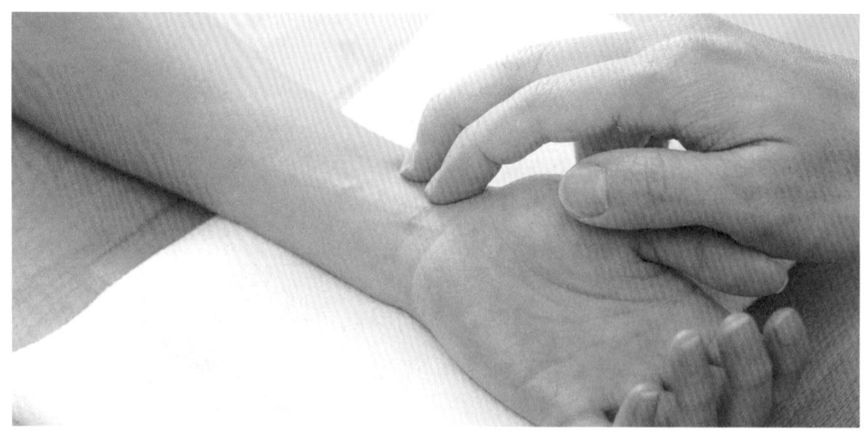

浮脉

轻寻有、按无有，浮脉漂然肉上游，水帆木浮未定向，浮脉中间仔细究，有力恶风见表实，无神无力指虚浮，浮脉里有七瓣（浮紧、浮缓、浮滑、浮数、浮迟、浮虚、浮洪），其中理性要经验。

洪脉

洪脉满指波涛似，来时力壮去自然。脉洪阳盛虽夏旺，非是火盛治灾凡。

实脉

实毕毕更属长，举按充实力最强，新病逢时是火盛，久病逢时或气痛。

长脉

长脉直过本位前，迢迢自弱类长杆，心肾身强气本状，实脉相联似剑长。

短脉

短脉象形似龟，藏头露尾脉中筋，寸尺可凭关不诊，涩微动结似相随，主病逢之为难治，概似真元气多亏。

芤脉

两边实中间空，芤形脉似软如葱，寸阳见芤血上溢，芤现迟脉下流红，芤形浮细须轻诊，睡眠浮脉象得诊，气血伤耗精神损，自汗阳虚骨蒸深。

散脉

散脉形浮无沉候，如寻至数拘不定，满指散乱似扬先，按之分散难归整，产是生早胎为堕，久病脉散必丧命。

细脉

细脉候，细如线，沉取极细终不断。忧劳过度气血亏，湿邪郁结也常见。

沉脉

沉脉壮重迎指，如石投水往下沉，按之无力真元弱，有力为痛滞气侵，中寒其脉均沉类（沉紧、沉滑、沉弦、沉细、沉数、沉迟、沉微），数头机关勿误人。

微脉

细微小至如弦，沉而极细最不断，春夏少年均不宜，春冬老弱确为善。

伏脉

沉之深，伏脉游，下指推筋靠骨求，真气不行症痞结，脉丧泻之不出头。

弱脉

沉细软绵似弱脉，轻寻无板重采知，元气耗损精血虚，少年可虑白头矣。

虚脉

虚脉举指迟大软，按之无力又空洞，精神气血都伤损，病因虚法汗多中。

牢脉

沉而伏力很强，牢形实大和弦长，劳伤微疾真精损，气喘腹疝七情伤。

革脉

革脉肢体自浮急，象诊真似按鼓皮，女人半产并崩漏，男子血虚或“梦遗”。

迟脉

寻肉内至来三，来往极慢微迟脉，浮迟表寒是表证，沉迟里冷必定见。缓、结、代、涩居迟类，不究详细莫轻谈。

缓脉

缓四至通不偏，和风杨柳袅自然，欲从脉里求神气，只在从容和缓间，缓迟气血皆伤损，和缓从容为气安。

结脉

缓一指复又来，结脉肢体记在怀，悲虑积中成郁结，五艽交攻为痞灾。（五艽：气、血、痰、饮、食）

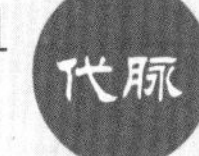

缓之不能随手知，良久方来是代脉，代是气衰凶且甚，妊娠奉同生机存。

涩脉

脉道涩难疏通，细迟短散何成形，来往湿滞似刮竹，病蚕食叶慢又难，思虑交愁里积久，不但损血又伤精。

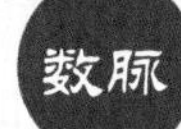

来往速数脉形，一息六至仔细凭，数脉属阳热可知，只把虚实火来医，实要凉泻虚温补，肺病秋深却畏之。急、紧、弦、滑、动、促，都从数脉安排定。

疾脉

快过数者脉名疾，载阳又可阳凶升。

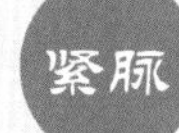

数又弦疾和成紧，举如转索切绳形。浮紧表寒身体痛，沉紧逢见腹疼痛。

弦脉

举之迎手按不转，弦长端直若丝弦，受病轻重如何认，指在弦上软硬看。

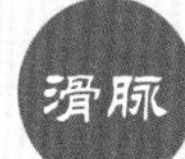

滑脉如珠滚滚来，往来流利却还前，停食痰气胸中瘀，妇女滑缓定是胎。

动脉

动脉摇摇数在关，没头没尾豆形圈，动主惊悸心空虚，汗出发热阴阳参。

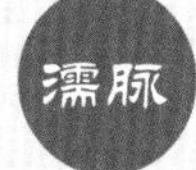

浮取极不力，按之随手又空空，主病血虚阳虚证，汗多夜间骨热蒸。凭脉验证如明镜，学者用心都精通。

促脉

数又止促脉乎，进必无生退可生，促脉三焦火焱盛，原因有五细推求。血、气、痰、食、饮，停留一种治病由。

05 正常五脏四时脉象特征

根据“天人相应”的理论，四时气候的变化对人体脏腑组织的生理功能有影响，而人体各部对自然气候的变化也有适应性。脉随着季节气候的变化而表现出不同的脉象，如：春季六部脉略弦，夏季六部脉略洪，秋季六部脉略浮，冬季六部脉略沉。

1 春

春季是阳气始生，气温渐高，万物生发机能开始旺盛之季。这个季节虽然阳气初升，但寒气未尽，气机还受约束，因而脉象表现为端直以长，状如琴弦，《素问·玉机真藏论》称为“春脉如弦”。因春季与肝相应，故弦脉又称“肝脉”。

2 夏

夏季是阳气旺盛，气温升高，万物生长茂盛之季。人体受这个季节气候的影响，腠理疏松，脉管扩张，因而脉搏来势充盛，去势微衰，犹如钩状，《素问·玉机真藏论》称为“夏脉如钩”。这种脉象又如洪水奔流的波涛，急升而缓降，也称为“洪脉”。因夏季与心相应，故钩脉又称“心脉”。

3 长夏季节

万物生长已过，进入化育阶段，人体脉象则相应变缓。因长夏与脾相应，故缓脉又称为“脾脉”。

4 秋

秋为燥金之气当令，阳气渐衰，万物生机应之而收敛。人体脉势相应洪盛也减，虽逐步趋向收敛，但仍带有扩张的余势，故脉象表现轻虚而浮，《素问 · 玉机真藏论》称为“秋脉如浮”。由于秋脉应指轻如毛，因此又称为“毛脉”。因秋季与肺相应，故毛脉也称为“肺脉”。

5 冬

冬季为寒冷闭藏之令，万物都趋于潜藏。人体受这个季节气候的影响，则成为阴盛于外而阳藏于内的生理状态，相应脉气的来势沉而搏指，《素问 · 玉机真藏论》称为“冬脉如营”，或称“石脉”。因冬季与肾相应，故石脉又称为“肾脉”。

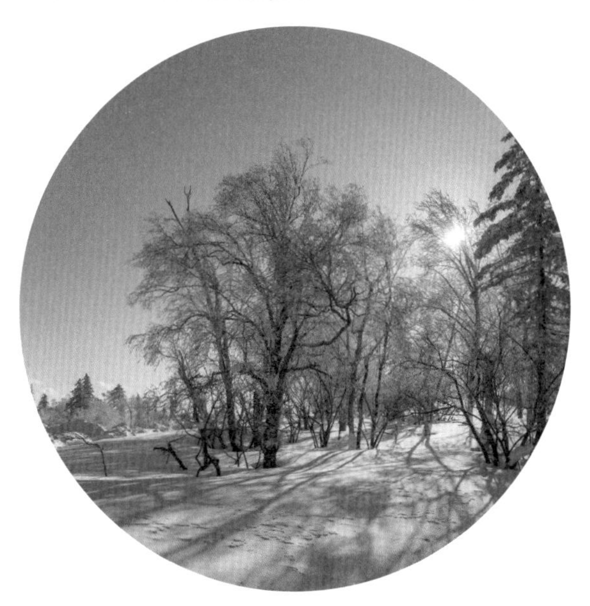

06

简单了解特殊脉

妇女脉

妇女有经、带、胎、产的生理特征和相关疾病，所以就会出现这方面生理病理的特有脉象。

月经脉诊法

月经将至，或正值行经期，脉多浮滑有力，尤以两尺部明显，或左侧关尺部脉突然比右手关尺浮滑，口不苦，不发热，腹不胀满，此为经期或月经将至之常脉。若滑数有力者，为冲任伏热，多见于月经先期、月经过多或经行吐衄。

带下脉诊法

带下病多以脾湿所致，故脉多滑或濡。若滑数或弦数，多主湿热，带下色黄秽臭，可兼有外阴瘙痒。若见沉迟而滑，主寒湿盛，故带下清稀；若沉细而弱，主阳气不足，故带下清稀量多。

妊娠脉诊法

妇人婚后，月经停止，脉来滑数冲和，兼见偏食，或见清晨呕恶者，是怀孕的早期征象。若午间睡起，脉见滑疾有力者，则不可断为胎孕之脉。《素问·阴阳别论》中说：“阴搏阳别，谓之有子。”

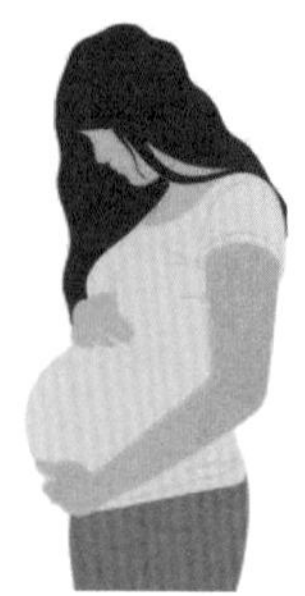

死胎、活胎脉诊法

凡妊娠必有阳气动于丹田，脉见沉而有力，是阳气充足、温养胎形之征。如果脉象沉涩，则是精血不足，胎元便会受到影响。所以沉按脉象仍然滑而有力，是主有阳气的活胎；如果沉而涩滞或无力，是丹田阳气衰绝，胎元失温而成死胎。

小儿脉

小儿脉与成人有较大区别。小儿的寸口部位短小，寸、关、尺三部难分，加之容易哭闹骚动，脉象特征难于把握。故诊小儿脉时，当用一指定三关的诊脉方法，可以减少上述不利因素对诊脉造成的影响。

一指总候三关的诊脉方法

即用左手握住小儿手，用右手拇指按在高骨脉位上，分部以定息数。对4岁以上的小儿，则以高骨中线为关，用一指向远心端和近心端转滚寻觅三部；7~8岁可挪动拇指诊三部；9~13岁，可用一指，依次下指，诊寸、关、尺三部；14岁以上，可按成人三部诊法进行。此外，所列诊小儿之脉的布指方法仅是就一般情况而言，由于儿童发育阶段的个体差异很大，因此布指时要视儿童身形发育的具体情况而定。

小儿脉象特征及主病

3岁以下，一息七八至为平脉；4~6岁时，一息六至为平脉；7岁以上，一息六至为数脉，四至五至为迟脉。只诊浮沉、迟数、强弱、缓急，以辨别阴阳、寒热、表里、虚实，不详求二十八脉。浮、数为阳；沉、迟为阴；强弱可测虚实；缓急可辨邪正。数主热，迟主寒。沉滑主痰食，浮滑主风痰。紧主寒，缓主湿，大小不齐是为滞。小儿肾气未充，形气未盛，脉气止于中候。无论脉位沉浅，重按多不见。如若重按仍见，便与成人之牢脉同论。

脉象和其他症状都是疾病过程中的客观表现。在通常情况下，疾病所表现于外的症状和脉象在反映疾病本质方面是一致的。

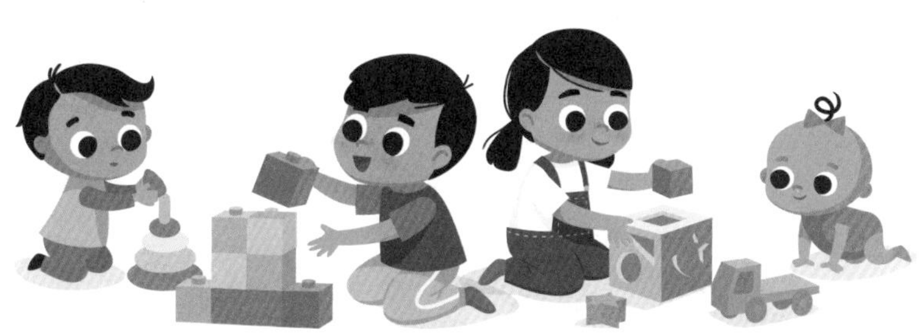

07

诊脉的注意事项

最佳脉诊时间

诊脉的最佳时间是清晨，因为患者在清晨不受饮食、活动等各种因素的影响，气血经脉处于少受干扰的状态，故容易鉴别病脉。总体来说，诊脉时要求有一个安静的内外环境。诊脉之前，先让患者休息片刻，使气血平和，医生也要平心静气，然后开始诊脉。诊室也要保持安静。但在特殊的情况下，应随时随地诊察患者，不必拘泥于这些条件。

《内经》中讲，脉是气血运行的反映，诊脉不但要了解整体气血循环的变化，切脉要结合视精明，察五色，观脏腑、形体强弱盛衰等各方面，而且特别指出，早上是诊脉的最佳时间。这是因为太阳刚刚升起，阳气刚刚进入体内，人体在夜晚的阴气也渐渐退去，此时人体经过一晚上的休息，各方面都处于一个相对稳定的状态，这个时段的脉象是人体平和状态下的真实反映。

吃饭后，胃肠道开始运动，此时主管肠胃的神经开始兴奋，血液大量涌向这些部位，会使脉象发生变化，不能反映最客观的结果。而如果做过某些活动再来号脉，此时血液大量涌向四肢肌肉，也会使切脉的结果不具有代表性，诊断的准确性也会受到影响。因为在这些情况下，脉的快慢、力度、绷紧程度等方面都会受到影响。

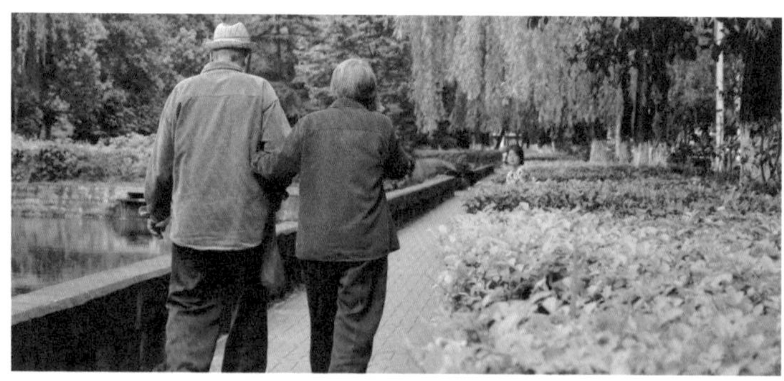

相兼脉特征

疾病是很复杂的，在病变过程中，由于机体的正气有盛衰之不同，致病因素可以是多种邪气相互夹杂伤人，病变性质和病位也是不断地变化，所以临床上见到的病脉往往不是单一的脉象，而是两种或两种以上的脉同时出现。况且在二十八脉中，有些脉本身就是由几种单脉合成的复合脉象，如弱脉就由虚、沉、小三脉合成，牢脉由沉、实、弦、大、长五脉复合而成。此处所说的相兼脉，是指上述二十八脉中，只要不是性质完全相反的，如浮与沉、数与迟、滑与涩、虚与实、洪与微，均可能在病情变化中兼夹出现而构成相兼脉。

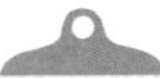

- 浮紧脉主外感寒邪之表寒证，或风寒痹病疼痛。
- 浮缓脉主风邪伤卫，营卫不和的太阳中风证。
- 浮数脉主风热袭表的表热证。
- 浮滑脉主表证挟痰，常见于素体多痰湿而又感受外邪者。
- 沉迟脉主里寒证。
- 沉弦脉主肝郁气滞，或水饮内停。
- 沉涩脉主血瘀，尤常见于阳虚而寒凝血瘀者。
- 沉缓脉主脾肾阳虚，水湿停留诸证。
- 沉细数脉主阴虚内热或血虚。
- 弦紧脉主寒主痛，常见于寒滞肝脉，或肝郁气滞，两胁作痛等病症。
- 弦数脉主肝郁化火或肝胆湿热、肝阳上亢。
- 弦滑数脉多见于肝火挟痰，肝胆湿热或肝阳上扰，痰火内蕴等症。
- 弦细脉主肝肾阴虚或血虚肝郁，或肝郁脾虚等症。
- 滑数脉主痰热、湿热或食积内热。
- 洪数脉主气分热盛，多见于外感热病。

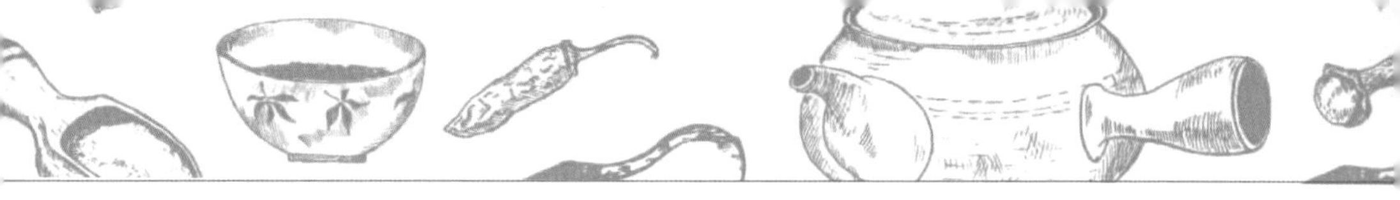

相似脉特征

浮脉类：共同特点为轻取即得。

- 浮脉脉象特点：举之有余，按之不足，主表证，亦见于虚阳浮越证。
- 洪脉脉象特点：脉体阔大，充实有力，来盛去衰，主热盛。
- 濡脉脉象特点：浮细无力而软，主虚证、湿困。
- 散脉脉象特点：浮取散漫而无根，伴至数或脉力不匀，主元气离散、脏气将绝。
- 芤脉脉象特点：浮大中空，如按葱管，主失血、伤阴之证。
- 革脉脉象特点：浮而搏指，中空边坚，主亡血、失精、半产、崩漏。

沉脉类：共同特点为重按始得。

- 沉脉脉象特点：轻取不应，重按始得，主里证。
- 伏脉脉象特点：重按推至筋骨始得，主邪闭、厥病、痛极。
- 弱脉脉象特点：沉细无力而软，主阳气虚衰、气血俱虚。
- 牢脉脉象特点：沉按实大弦长，主阴寒内积、疝气、癥积。

迟脉类：共同特点为一息不足四至。

- 迟脉脉象特点：一息不足四至，主寒证，亦见于邪热结聚。
- 缓脉脉象特点：重一息四至，脉来怠缓，主湿病、脾胃虚弱，亦见于平人。
- 涩脉脉象特点：往来艰涩，迟滞不畅，主精伤血少、气滞、血瘀、痰食内停。
- 结脉脉象特点：迟而时一止，止无定数，主阴盛气结、寒痰瘀血、气血虚衰。

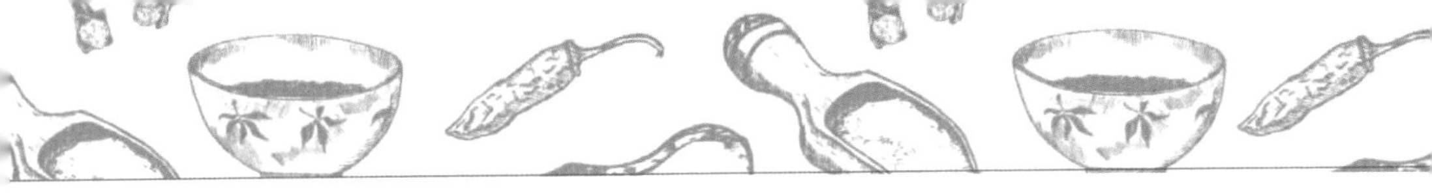

数脉类：共同特点为一息五至以上。

- 数脉脉象特点：一息五至以上，但不足七至，主热证，亦主里虚证。
- 疾脉脉象特点：脉来急疾，一息七八至，主阳极阴竭、元气欲脱。
- 促脉脉象特点：数而时一止，止无定数，主阳热亢盛、瘀滞、痰食停积、脏气衰败。
- 动脉脉象特点：脉短如豆，滑数有力，主疼痛、惊恐。

虚脉类：共同特点为应指无力。

- 虚脉脉象特点：举按无力，应指松软，主气血两虚。
- 细脉脉象特点：脉细如线，应指明显，主气血俱虚、湿证。
- 微脉脉象特点：极细极软，似有似无，主气血大虚、阳气暴脱。
- 代脉脉象特点：迟而中止，止有定数，主脏气衰微、疼痛、惊恐、跌仆损伤。
- 短脉脉象特点：首尾俱短，不及本位，有力主气郁，无力主气损。

实脉类：共同特点为应指有力。

- 实脉脉象特点：举按充实而有力，主实证，亦见于平人。
- 滑脉脉象特点：往来流利，应指圆滑，主痰湿、食积、实热，亦见于青壮年、孕妇。
- 弦脉脉象特点：端直以长，如按琴弦，主肝胆病、疼痛、痰饮等，亦见于老年健康者。
- 紧脉脉象特点：绷急弹指，状如转索，主实寒证、疼痛、宿食。
- 长脉脉象特点：首尾端直，超过本位，主阳证、热证、实证，亦见于平人。
- 大脉脉象特点：脉体宽大，无汹涌之势，主健康人或病进。

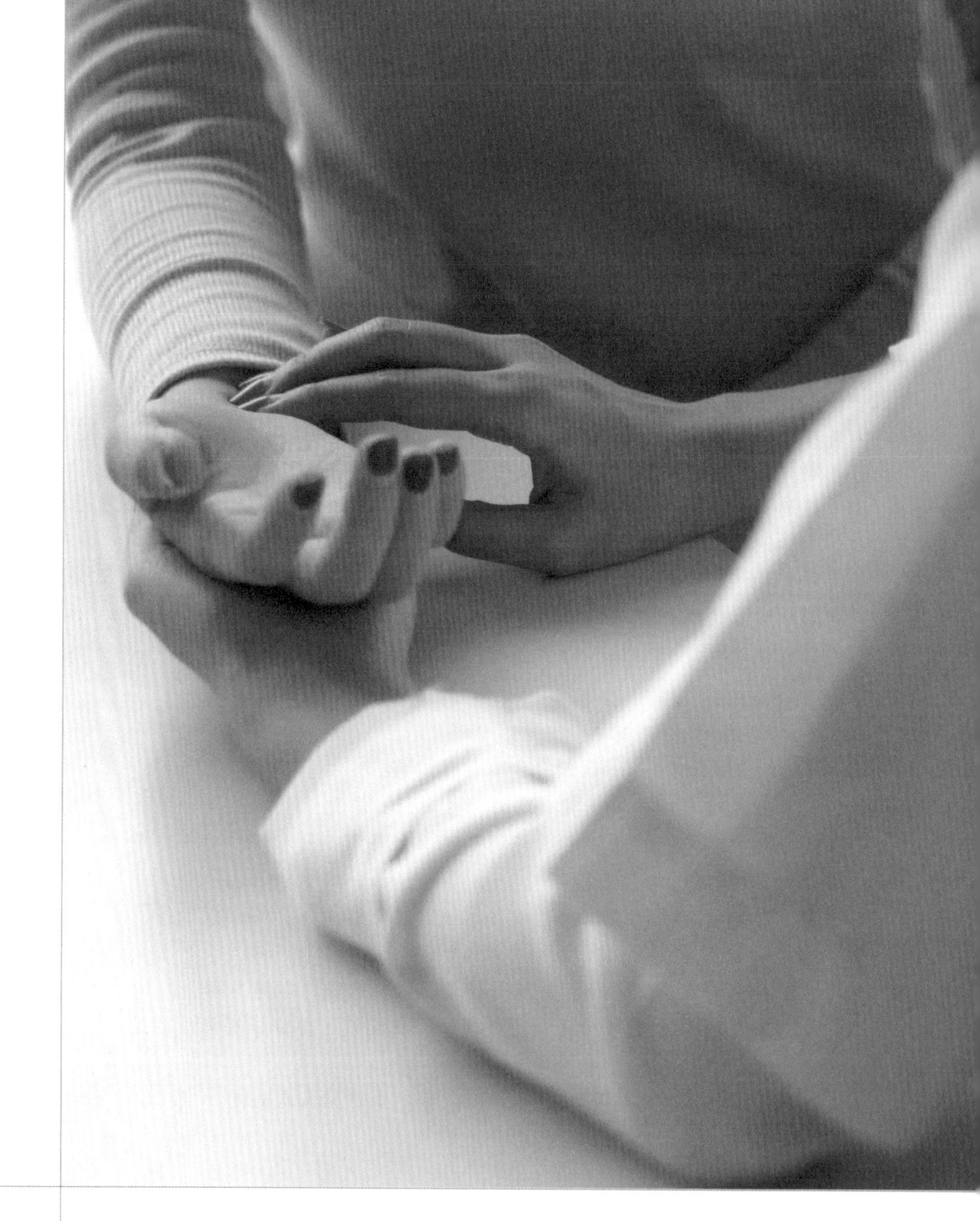

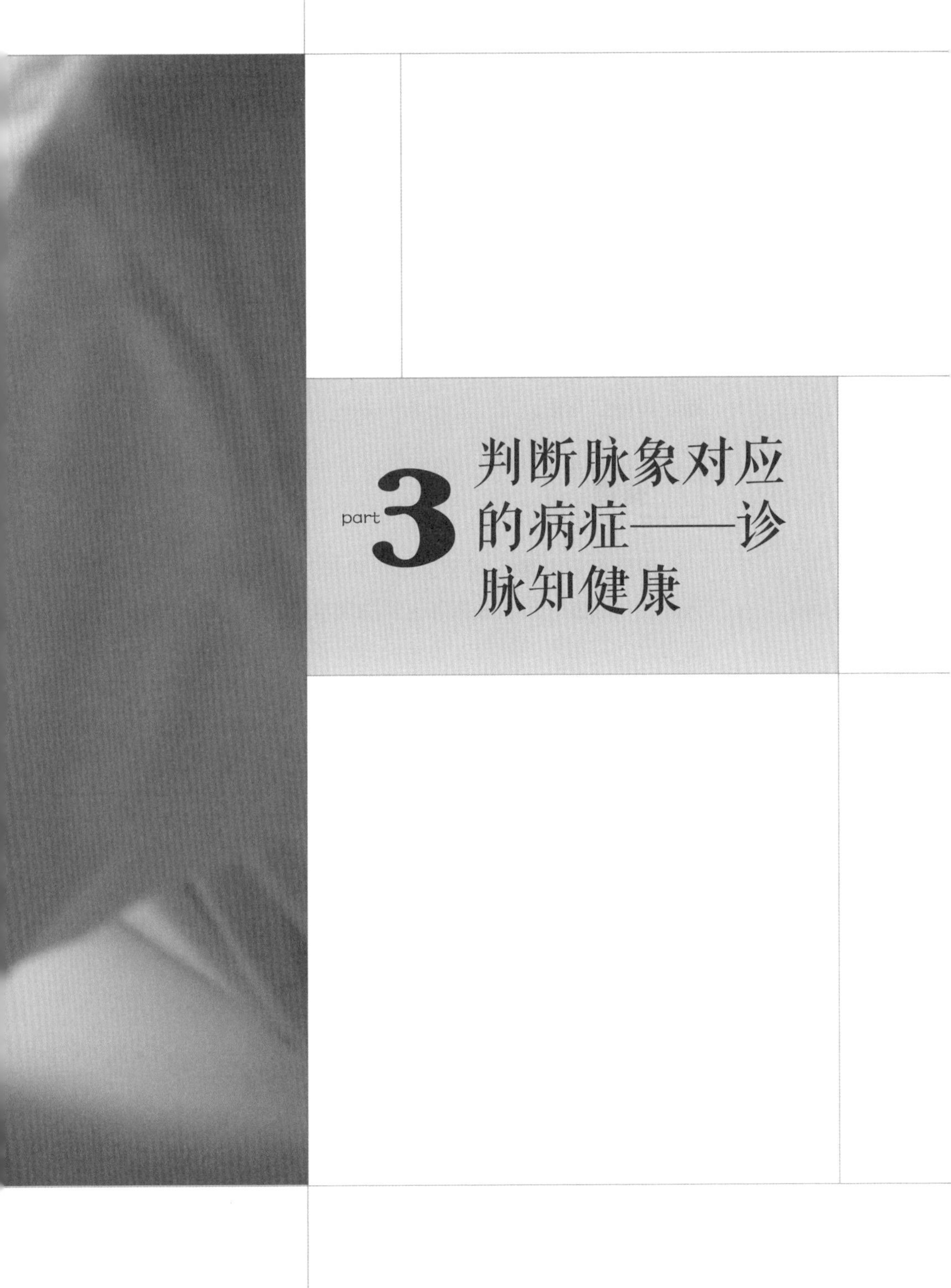
part 3
判断脉象对应的病症——诊脉知健康

01 平脉

平脉即正常脉象，又称常脉。学习和运用脉诊方法，必须先掌握正常脉象的形态特点、生理性变异等，然后才能知常达变、以常衡变，进一步辨别病脉。

正常脉象的形态是三部有脉，一息四至或五至，不沉不浮，不大不小，不急不徐，从容和缓，柔和有力，节律整齐，尺脉虽沉但重按有力，并随生理活动和气候环境的不同而有相应的正常变化。正常脉象应具备三个主要特点，即有胃、有神、有根。

有胃

胃为水谷之海、后天之本，是营卫气血的化生之源。人体卫气营血、脏腑经络等一切生理机能的进行取决于胃气的有无。有胃气的脉象，历来说法很多，但总以脉象不浮不沉、不快不慢、从容和缓、节律一致，是为有胃气之脉，其中柔和有力为主要标志。即便是病脉，不论浮沉迟数，但有柔和有力之象，便有胃气。

有神

脉贵有神，心主血而藏神，脉为血之府，血气充足、心神健旺，脉象自然有神。脉神的形态特征是节律整齐、从容柔和，但节律是判断脉神的主要依据。即使微弱的脉，微弱之中不至于节律紊乱者是为有神；弦实之脉，在弦实之中仍有节律者均为有神。总之，脉之有胃、有神，都有柔和、从容、整齐的特点，脉胃、脉神密切相关，有胃之脉必然有神，无神之脉必无胃气，所以有胃、有神的脉象形态特征是一致的。有神是脉象的基本特征，诊脉时应当重视察神。察脉之神的有无，其意义不仅在于辨其形态的常和变，而是要通过形态的变化辨脉神的多少和有无，从而测知疾病的吉凶进退。

有根

三部脉沉取有力，或尺脉沉取有力，就是有根的脉象形态。或病中肾气犹存，先天之本未绝，尺脉沉取尚可见，便是有生机；若脉浮大散乱，按之则无，则为无根之脉，为元气离散，标志病情危笃。

肾为先天之本，是人体脏腑组织功能活动的原动力，人身经脉气血的运行全靠肾间动气以为生发。肾气足，生机旺盛，气血经脉流畅，脉象必然有根。有根之脉的特征有两说：一谓尺脉候肾，无论何种病脉，只要尺脉沉取应指有力，就是有根的脉象；另一说认为，无论寸、关、尺三部，只要沉取应指有力者，都是有根的脉象，因为沉取就是候肾之元气。两说虽有差别，但都基于肾主藏精，为人身元气之根，是生气之源、生命之根的缘故。

综上所述，脉之有胃、有神、有根的特点，实乃精、气、神在脉象中的综合反映，辨识其常变颇有实际意义。

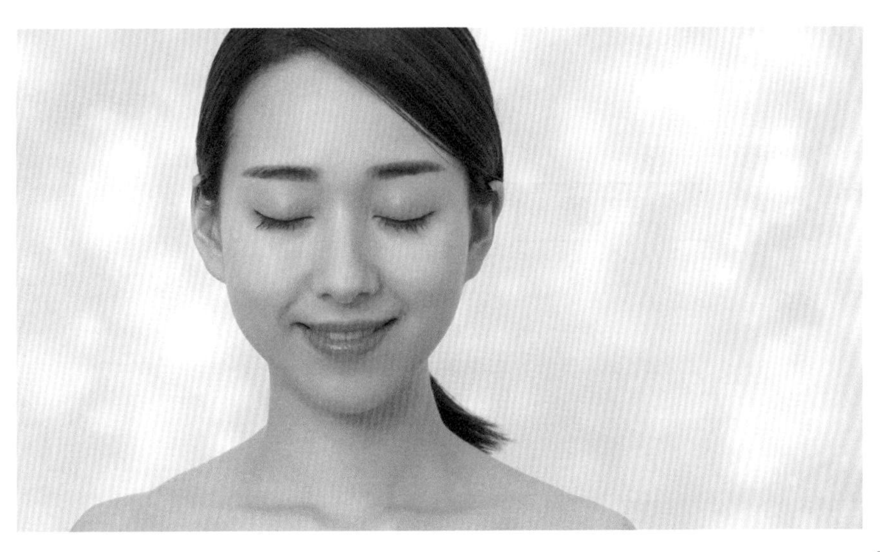

02 虚脉

虚脉即三部脉举之无力，按之空虚。

脉象解析

不足为虚。多因气虚不敛脉管弛缓，气虚无力推动血行，则脉象搏动无力，血虚不足以充盈脉管，按之空虚。故虚脉可见于气虚、血虚、气血两虚以及脏腑诸虚。虚而兼迟者为阳虚，虚而兼数者多为阴虚血亏。

脉象诊断

虚脉主虚证，多为气血不足或脏腑虚证。气血不足，气不足以推行血脉，则脉来无力；血不足以充于脉，故脉按之空虚。脏腑功能低下，精血津液亏损，慢性疾病常见虚脉。

左手的寸口三部脉象
寸：心——气血两虚，惊悸怔忡
关：肝——血不荣筋
尺：肾——阳衰，腰膝酸软
右手的寸口三部脉象
寸：肺——肺气虚，自汗气短
关：脾——痞胀食不化
尺：肾——肾虚，腰膝酸软，耳鸣

相兼脉

浮虚脉——多见于肺气虚
表虚脉——多见于自汗、盗汗
沉虚脉——多见于里证
虚涩脉——多见于血虚

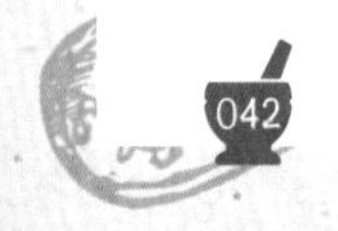

03

实脉

实脉指脉之搏动充满寸、关、尺三部脉位，举按均有力。多主各种实证。

脉象解析

实脉的脉象是浮、中、伏都可能出现指下充盈、有力的脉象。实者，阳也，指下寻之不绝，举之有余，曰实，主伏阳在内、伤食便难，阳热邪盛。实脉是脉形大，鼓指有力，是邪气盛实、鼓激气血所致。邪气亢盛，正气不虚，气血充盈于脉管，故脉道坚实，应指有力。平人也可见到实脉，为正气充实、脏腑机能良好之象。若实而躁且坚硬者，为邪气亢盛，邪气交争之故；实而兼紧者，为寒积；实且滑者，为痰凝邪盛；实而数者，为腑热之聚。

脉象诊断

实脉多主邪盛、正气不虚的实性病症。邪气亢盛而正气充足，正邪相搏，气血充盈脉道，搏动有力。实脉为阳火郁成，发狂谵语吐频频；或为阳毒或伤食，大便不通或气疼。

左手的寸口三部脉象	右手的寸口三部脉象
寸：心——心实热，舌强	寸：肺——肺实热，咽喉肿痛
关：肝——肝火胁痛	关：脾——中满气痛
尺：肾——便秘腹痛	尺：肾——便秘腹痛

相兼脉

浮实脉——多见于表邪实
沉实脉——多见于里邪实、胀满、闭结、积滞
洪实脉——多见于实热
滑实脉——多见于痰凝

04 弱脉

弱脉多主气血不足，极软而沉细，但是体质虚弱的人也可见到此脉。

脉象解析

弱脉是沉取方得，应指脉形细，脉势弱而无力，稍用力按之则有欲绝之势，故不任重按。脉为血之府，气血亏少，不能充盈脉道，故脉道缩窄，脉形细；气血不足，无力鼓动脉搏，故见脉位深而应指无力。

脉象诊断

弱脉多主气血不足之证。有弱脉者可能是气血两虚，应该益气补血、活血通络、滋补肝肾，以促进新陈代谢，改善血液微循环，如眩晕、肝血虚证、气虚等。

左手的寸口三部脉象

寸：心——心气虚，心悸气短，喘促

关：肝——肝血虚，面色无华，耳聋耳鸣，指甲灰白

尺：肾——肾阳虚，小腹、四肢经常发冷

右手的寸口三部脉象

寸：肺——肺气虚，易感冒，咳嗽气喘，受刺激易咳嗽

关：脾——胃气虚，吃生冷、油腻、不消化的食物常腹泻

尺：肾——肾阳虚，小腹、四肢经常发冷

相兼脉

涩弱脉——多见于血虚、血瘀

弱微脉——多见于气衰

弱数脉——多见于阴虚血虚

05 濡脉

濡脉浮而细软无力，气势软弱，多主气血亏虚。

脉象解析

濡即浮软之意，脉象位于浅层，浮取即得细软无力之脉形状态，中等指力按之则无。上述说明濡脉是稍微重按即显无力，呈浮细无力之象。凡气虚、亡血、自汗、遗精、飧泄、骨蒸者皆可见濡脉。也主湿邪太盛，脉道受到抑遏、气血失其通畅者，亦可见濡脉。濡为亡血阴虚病，髓海丹田暗已亏，汗雨夜来蒸入骨，血山崩倒湿侵脾。寸濡阳微自汗多，关中其奈气虚何，尺伤精血虚寒甚，温补真阴可起疴。

脉象诊断

濡脉见于虚证和湿病。临床上，气血不足者濡脉，有少气、懒言、自汗、喘息、遗精、失血、泄泻、骨蒸、惊悸等症；而由湿邪引起的，则见胸闷、脘痞、头重、肢体倦怠、食欲不振、小便不利等症。

左手的寸口三部脉象	右手的寸口三部脉象
寸：心——心气虚，惊悸健忘	寸：肺——肺气虚，自汗
关：肝——肝血不足，血不营筋	关：脾——脾虚，脾湿
尺：肾——精血不足，命门火衰	尺：肾——精血不足

相兼脉

濡迟脉——多见于虚冷	濡数脉——多见于阴经亏耗或湿热
濡涩脉——多见于亡血	濡缓脉——多见于寒湿

06 微脉

微脉极细极软，按之欲绝，似有似无，模糊不清，气血阴阳俱虚。

脉象解析

微脉极细而软，按之欲绝，若有若无，至数不明，由气血虚衰所致。微脉比细脉更细更软，可以理解为“特小”。见此脉若邪不太盛或邪已退却者，尚可有救。

脉象诊断

阳衰气微，无力鼓动，故见微脉。轻取之似无是阳气衰；重按之似无是阴气竭。久病脉微是正气将绝；新病脉微主阳气暴脱。但邪不太深重者，或尚可救。多见于心肾阳衰及暴脱的病人，或慢性虚弱病后元气大虚等。

左手的寸口三部脉象
寸：心——心阳不足
关：肝——肝郁气痛
尺：肾——肾阴阳不足
右手的寸口三部脉象
寸：肺——肺气衰弱
关：脾——脾肾阳衰
尺：肾——肾气亏虚

07

浮脉

浮脉主表证，“举之有余，按之不足”。轻取即得，重按稍减而不空。

脉象解析

浮，有漂浮、上浮、浮起之意。浮脉主表，反映病邪在经络肌表的表浅部位。外邪袭表，卫气急起而与邪抗争，邪气随之鼓动于外，脉搏应指而浮。浮缓有汗者为中风，浮紧无汗者为伤寒，浮虚为伤暑，浮数为风热。久病体虚之人也有见浮脉的，多为浮大无力，不可误作表证。

脉象诊断

由于外感病邪停留于表时，卫气抗邪，脉气鼓动于外，故脉位浅显。浮而有力为表实；浮而无力为表虚。内伤久病因阴血衰少、阳气不足，虚阳外浮，脉浮大无力为危证。

左手的寸口三部脉象
寸：心——心阳上亢，表现为失眠、心烦、眩晕等
关：肝——肝气郁结，表现为胸胁胀痛
尺：肾——肾阳虚，表现为腰酸、脱发等症状
右手的寸口三部脉象
寸：肺——伤风，表现为咳嗽、呼吸短促等症状
关：脾——胃气胀，表现为呕吐、反酸
尺：肾——肾气不足，表现为腰酸背痛、小便不利

相兼脉

浮紧脉——多见于外感寒邪之表寒证，或风寒痹病疼痛
浮缓脉——多见于风邪伤卫，营卫不和的太阳中风证
浮数脉——多见于风热袭表的表热证
浮滑脉——多见于表证夹痰，素体多痰湿而又感受外邪

08 沉脉

沉脉多主里证，轻取不应，重按始得，其特点是脉位深在。

脉象解析

沉脉的形成多因阳气虚损，无力温运鼓动气血于表，或气血凝聚于里所致。应从深脉位去诊沉脉，而且必须重按。沉脉所主的里证有虚实之分：凡沉而有力为里实，多因水饮、寒痰、积滞所致；沉而无力为里虚。另外，沉数之脉为里热，沉迟之脉为里寒，沉缓之脉为里湿，沉弦、沉紧之脉为内脏疼痛等。心搏出量降低或正常，周围血管收缩，外周弹性阻力增加等因素可致此脉。

脉象诊断

非健康的沉脉多主里证，也可以见于无病的正常人。如果脉沉而有力，多为里实，邪实内郁，正气尚盛，邪正相争于里，致气滞血阻，故脉沉而有力，可见于气滞、血瘀、食积、痰饮等病症。

左手的寸口三部脉象
寸：心——心阳不足，水饮停胸
关：肝——肝郁气痛
尺：肾——男性阳痿、早泄等，女性痛经、月经不调等
右手的寸口三部脉象
寸：肺——肺气不足，上焦痰郁
关：脾——脾虚泄泻不化
尺：肾——男性阳痿、早泄等，女性痛经、月经不调等

相兼脉

沉迟脉——多见于里寒
沉缓脉——多见于水湿
沉数脉——多见于里热
沉涩脉——多见于气郁

伏脉主邪气内伏，重指力推筋按骨始得，甚者伏而不见。

09 伏脉

脉象解析

伏者，潜藏伏匿之意。伏脉的形成，一是邪气闭塞，气血凝结，正气不能宣通，脉道潜伏不显；一是久病绵延，气血虚损，阳气决绝，不能鼓动脉气外行，故而深伏筋骨之间。凡实邪内伏，气血阻滞，或痰食阻滞，疼痛剧烈，可见伏而有力之脉；若久病正虚，心阳不足，阳气欲绝者，六脉伏而无力。伏而数者为热厥，是火邪内郁；伏而迟者为寒厥，是阴寒内盛。

脉象诊断

伏脉多见于邪气郁闭之实证，也可见于某些厥证，临证中也可见于剧烈疼痛的病人。伏脉常见于两种情况：一种是邪气内伏，导致脉气不能宣通，所以深伏在筋脉以下，这类情况将来一旦爆发，就很容易产生各种痹证，如风湿骨痛、肢体麻木、风湿性关节炎、痛风等；另一种是阳气极衰，不足以驱动气血运行，导致脉搏弱至深处，血容量减少，或心脏排血量不足，或末梢循环衰竭，或血管弹性差所致。

左手的寸口三部脉象
寸：心——心悸，胸痹
关：肝——胁肋胀痛
尺：肾——男性遗精，女性痛经
右手的寸口三部脉象
寸：肺——气短，肺虚
关：脾——脾虚腰痛
尺：肾——男性遗精，女性痛经

10 牢脉

牢脉沉按实大弦长，诊脉时要用重指力切按，多主里证实寒。

脉象解析

“牢”者，深居于内，坚固牢实之意。牢脉的脉象特点是脉位冗长，脉势实大而弦。牢脉轻取、中取均不应，沉取始得，但搏动有力，势大形长，为沉、弦、大、实、长五种脉象的复合脉。弦长实大脉牢坚，牢位常居沉浮间。革脉芤弦自浮起，革虚劳实要详看。牢脉位居深沉，其形大长，脉势强劲有力。阴寒内积，致使阳气沉潜于里，固结不移，以致“坚积内伏”，乃有此脉。

脉象诊断

牢脉可见于阴寒内盛之实性病证，也可见于疝气，或者癥瘕积聚病人。牢脉虽然是一种比较复杂的复合脉，但是特征明显，还是比较容易辨别的。绝大多数情况下，牢脉属于实寒证的表现，不会出现严重的健康问题，但如果是虚证出现牢脉，如大量失血、久病体虚等病人，则提示十分危险。

左手的寸口三部脉象
寸：心——气血瘀滞引起的胸闷
关：肝——肝郁气滞
尺：肾——女性痛经、月经不调
右手的寸口三部脉象
寸：肺——阴寒内积，阳气沉潜于下
关：脾——腹心寒痛
尺：肾——女性痛经、月经不调

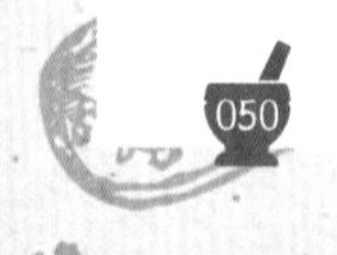

11 滑脉

滑脉往来流利，如盘走珠，圆滑而似数。

脉象解析

流利为滑，是指脉搏应指时起落速度较快，故往来流利，如有珠走于盘，应指圆滑之象。实邪郁滞体内，致使气实血涌，血流加快，冲动脉管，故致脉络流利圆滑。平人之脉滑而冲和，是营血充实之象，故滑脉亦可见于平人。妇女妊娠期因要妊养胎儿，故气血充盈，亦可见有滑数之脉，这是气血充盛而调和的表现。浮中见滑是风痰在肺，沉中见滑是痰食里热，滑数是痰火宿食。

脉象诊断

滑脉多主痰饮病、食积和实热病证，亦可见于身体壮实者及孕妇。

左手的寸口三部脉象
寸：心——心热，心惊不寐
关：肝——肝热头晕
尺：肾——女性滑而流利为妊娠脉
右手的寸口三部脉象
寸：肺——痰饮郁肺
关：脾——宿食不化
尺：肾——淋涩尿赤，女性滑而流利为妊娠脉

相兼脉

浮滑脉——多见于风痰
沉滑脉——多见于痰食
滑数脉——多见于痰火或为湿热，或为热盛
滑弦脉——多见于痰聚

12 涩脉

涩脉往来艰涩不畅，如轻刀刮竹。多主津液亏虚、气血瘀滞。

脉象解析

涩，艰滞也，说明涩脉具有细而迟短、蹇滞不流利的特点。因虚而见涩脉者，是津血亏损、血脉不充，或气虚无力推动血行，脉道失其濡润，以致脉气往来艰涩；因实而涩，多由痰食胶着，气血阻滞，血流被遏，以致脉气往来艰涩困难。涩脉主病有虚实之分：虚者多由气血亏损，营血不足，运行艰涩，必见涩迟无力，如吐泻伤津，或男子失精，妇人小产失血等；实者多因气、食、痰、瘀血阻滞脉道，气血运行不畅而涩。

脉象诊断

涩脉可见于多种病症，如伤精、血少、气滞血瘀、挟痰、挟食等都可出现此种脉象。与迷走神经兴奋、心率减慢、心排血量减小、血流速度减慢、血液黏度增加等因素有关。

左手的寸口三部脉象
寸：心——心悸怔忡
关：肝——肝血瘀积或不足
尺：肾——腰膝无力，伤精，不孕
右手的寸口三部脉象
寸：肺——少气咳嗽
关：脾——脾虚不食
尺：肾——腰膝无力，伤精，不孕

13

细脉

细脉脉细如线，应指明显。多主虚弱证。

脉象解析

细脉脉形虽然窄细，应指较弱，但指下感觉分明。气虚无力推运血行，营血亏少不能充盈脉管，以致脉管收缩变细，故脉体细小而软弱无力，形细如线。当湿邪所伤，阻塞或者湿在脉外压迫脉道，也可见有细脉。若温热病，神昏谵语而见细数脉，是邪热深入营血或邪陷心包的证候。内伤杂病见细数脉者，多是阴虚有热。

脉象诊断

细脉主要指阴虚、血虚，阴血不足，脉管不充盈，所以脉现细小。阴阳气血都不足的久病虚证，脉也细小。单纯的阳虚气虚，脉现沉微；阳虚气虚较重而出现阳亡气脱的危险阶段时，脉反现浮大无力。

左手的寸口三部脉象	右手的寸口三部脉象
寸：心——怔忡不寐	寸：肺——气怯呕吐
关：肝——肝脏阴枯	关：脾——脾虚胀满
尺：肾——泄利遗精	尺：肾——泄利遗精

相兼脉

细弦脉——多见于肝肾阴虚
细数脉——多见于阴虚或血虚有热
细涩脉——多见于血虚或血瘀
细微脉——多见于阳虚阴盛

14 洪脉

洪脉极大，状如洪水，来盛去衰，滔滔满指。多主热证。

脉象解析

洪脉脉来极大，如波涛汹涌，来盛去衰。洪，大的意思，指脉形极宽、波动幅度大的脉。因邪热充斥，脉道扩大，气盛血涌，血流量增加，因而搏指有力。形大满指，轻按便得。病现洪脉，多为邪热炽盛之候，多表现为高热、汗出而不恶寒、心烦口渴、大渴引饮、舌质红、舌苔黄燥等症状。若乍摸其脉洪大，稍用指力，脉搏应指之力骤减者，是久病气虚，或虚劳、失血、久泻等正气虚衰之危候。

脉象诊断

洪脉主邪热亢盛病证，通常是由于阳热亢盛至极，或是由于脏腑间有火热内蕴，产生如烦渴、面红、身热等症状，因而会出现如波涛般汹涌，来盛去衰的洪脉。若久病气虚，或失血、久泻等病证见洪脉，多属正气虚衰之危象。

左手的寸口三部脉象	右手的寸口三部脉象
寸：心——心烦舌疮	寸：肺——胸满气逆
关：肝——肝火过旺	关：脾——胃热胀闷
尺：肾——肾水枯，肾火旺	尺：肾——肾水枯，肾火旺

相兼脉

浮洪脉——多见于表热证

洪滑脉——多见于痰热

沉洪脉——多见于里热证

洪数脉——多见于热盛

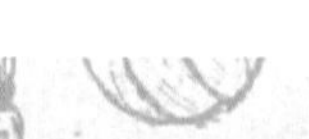
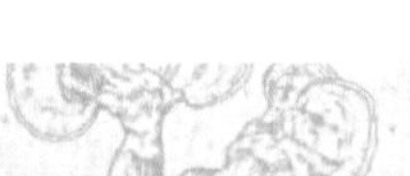
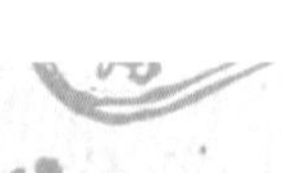

15 散脉

散脉多浮散无根，至数不明，脉位浅，轻取似有。主元气离散。

脉象解析

脉势微，按之即无。不任寻按，中取沉候皆无。乃浮散无根、节律不齐的脉象。散脉的特点是浮散，轻取似有，重按即无。在脉势上，散脉无力而来不明，漫无根蒂。散脉因阳气离散，阴阳失去平衡，气虚亏已极所致。散者，不聚也，散脉是指脉搏浮散无根的状态。散脉的形成是因心力衰竭、阳气离散而不能内敛，气血耗散殆尽，脏腑衰竭之危候，由心脏异位起搏点自律性增高，或环形运动及多处微型折返等因素所引起，导致心搏出量明显降低，血管阻力减弱，周围血管扩张，血压下降。上述诸因素可致此脉。

脉象诊断

病情危重、元气离散时可见此脉。临床上，可见于偏瘫、消渴、水肿、癥瘕积聚的晚期。散脉还可见于心气不足，心阳虚衰，喘而不能平卧，心悸怔忡，四肢浮肿者。散脉与紧脉是相反的脉象：散脉散漫无力，浮散无根；而紧脉紧张，脉搏劲急。

散脉多见于经年久病、受惊吓和某些心脏疾病患者，一方面要辨证对待，另一方面三者调养的共同点就是需要安心静养，不宜吵闹打扰。散脉是中医脉诊当中比较危险的一种脉象，主元气离散，元气是人生命运行的根本，所以脏腑病证出现散脉的时候，调养上要以滋补、聚敛为主。

左手的寸口三部脉象	右手的寸口三部脉象
寸：心——怔忡不寐	寸：肺——肺气散，自汗淋漓
关：肝——肝气散，下肢浮肿	关：脾——脾虚胀满
尺：肾——肾阴阳两虚	尺：肾——肾阴阳两虚

16 迟脉

迟脉多主阴证、寒证。脉来迟慢，一息不足四至。

脉象解析

迟，慢也，指脉象至数少于常人，多因阳气虚损，无力鼓运营血，致使脉来迟慢；或寒凝气滞，阳气失其温运之职，也导致脉来迟慢。里实热证所见迟脉者，是邪热内聚，阳气受到郁遏，以致阻滞血脉的正常运行，故也可有迟脉，但按之实而有力。故沉脉主病，有虚有实，迟而有力多为冷痛里寒实证，迟而无力多为虚寒。

脉象诊断

迟脉以寒性病证为多见。迟而有力为实寒证，迟而无力多主虚寒证。热病仅见迟脉者，若湿热阻滞，其脉迟而软；若实热内结症见腹满便秘者，脉象迟而有力。

左手的寸口三部脉象
寸：心——心气虚寒，怕冷，心慌气短，面色青白
关：肝——肝寒，人多忧郁，四肢无力
尺：肾——肾虚寒，腰背酸痛
右手的寸口三部脉象
寸：肺——寒气伤肺，咳嗽，胸痛
关：脾——胃冷痛，喜热饮，吃寒食呕吐清水
尺：肾——双腿沉重，大便不成形

相兼脉

浮迟脉——多见于表寒证
沉迟脉——多见于里寒证
迟滑脉——多见于痰饮
迟涩脉——多见于血瘀或血虚

17

数脉

数脉多主阳证、热证。脉来一息五至以上，来去较快。

脉象解析

数，言脉之速率增快。多因邪热鼓动，使其气盛，血随气行，今气盛则血流加速，故见数脉。数而有力为实热，数而无力为虚热，细数为阴虚内热，弦数为肝火亢盛，滑数为痰火实热，浮数为表热。病理提示：发热或新陈代谢亢进，或感染，或其他因素致使动脉压下降，引起心率增快，或心肌收缩力减弱，产生代偿而引起，也可见于阵发性心动过速者。

脉象诊断

数脉以主热证为其主要临床意义，但心气衰弱时也可见之。因邪热鼓动，血行加速，脉数而有力为实热内盛；若久病阴虚，虚热内生，血行加速，脉数而无力，为虚热证。

左手的寸口三部脉象
寸：心——心实热，面赤身热，口舌生疮
关：肝——肝热郁积，两胁痛，易发怒，眼睛发热，红肿
尺：肾——小腹肾脏处重按烫手，小腹胀满
右手的寸口三部脉象
寸：肺——肺实热，肺部胀满，咽喉堵，咳嗽洪亮，痰发黄
关：脾——胃实热，口渴能饮，嘴唇发干，能吃易饿，小便黄
尺：肾——腰背强急，小便赤黄

相兼脉

沉数脉——多见于里热证
细数脉——多见于阴虚内热
数洪脉——多见于热盛
数弦数滑脉——多见于肝火痰热

18 结脉

结脉主急性心脏问题。脉来缓慢，时有一止，止无定数。

脉象解析

结者，滞也，是形容脉搏遇有阻遏，时有不规则的歇止。这种歇止是在脉搏速率迟缓中出现。一是由气血痰食饮邪，积滞不散，阻碍血行，以致心阳涩滞，血脉运行不畅，故脉来迟中有止；一是由气血渐衰，心阳不振，脉气运行无力而涩滞，故见迟缓中伴不规则的歇止。结脉主病也有虚实之分，若结而有力，是气结、痰停、血瘀、停食之故；若结而无力，是元气衰败，多见于久病虚损、精力不济者。

脉象诊断

病人出现结脉，常提示该病人可能是阴盛气结、寒痰血瘀、癥瘕积聚。

左手的寸口三部脉象

寸：心——心气、心阳虚衰，常见于冠心病、风湿性心脏病

关：肝——肝气郁结

尺：肾——肾虚，腰酸

右手的寸口三部脉象

寸：肺——肺气虚，表现为咳嗽、咳痰

关：脾——脾胃虚

尺：肾——肾气不足

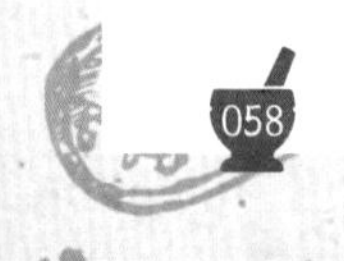

19 促脉

促脉脉来数而时有一止，止无定数。主心律失常。

脉象解析

阳盛实热，阴阳不和，故脉来急数中时有歇止。因血随气行，热则气血行速，故脉来急数；数而时止者，是血在急驰之中，偶有不能接续之状，也可因气郁、血瘀、食滞、痰停之邪阻滞血行而致数中时止。浮中见促者主表热盛，促中兼洪者为阳明热盛，促而无力者为心力衰竭、真元衰败、阴血衰少之故，促而细少无力多有虚脱之象。促脉需与近似脉数脉相区别：促脉脉来急促有间歇，而数脉频率快、无间歇。促脉与结脉为相反的脉象。临床上，促脉常同洪、实、细、弱、滑、数等脉兼见。

脉象诊断

促脉可见于阳盛实热，气、血、痰、饮、宿食停滞，以及肿痛诸证，但心病见之者则应细辨心病之寒热虚实，兼有气滞、血瘀、停痰、食积及风湿性心脏病、冠心病等。正常人在情绪过于激动、过度劳累、酗酒、熬夜饮用大量浓茶或咖啡的时候也容易产生促脉，经过休息脉象就会恢复正常。如果出现脉象不正常，应立即就医。

左手的寸口三部脉象
寸：心——实热阳盛，常见于冠心病
关：肝——肝气郁滞，胸胁痞满
尺：肾——肾气亏损
右手的寸口三部脉象
寸：肺——痰饮，常见于咳嗽、哮喘
关：脾——消化不良，脾胃虚弱
尺：肾——肾气不足

20 代脉

代脉脉来迟中一止，止有定数，良久复来，脉搏间歇时间较长。主心跳规律性歇止。

脉象解析

代脉形成的原因有二：一是因脉气衰微，气血两虚，不能推动血行而致脉来迟中见有歇止，不能自还，良久复来；二是突然惊恐，跌打损伤，致使脉气不能相接所致。不论虚实，总以脉气不能接续为主要机理。代脉主病，有虚有实。虚证之代脉是脏气衰微，脉气无力接续，证见脾胃虚寒、不能进食、吐利太过，或气短心悸等。凡风证、痛证、七情惊恐、跌打损伤等病也偶见代脉，这是一时性的气机阻滞，脉气不能衔接所致，证候为实，不可误为虚候危证。

脉象诊断

病人出现代脉常提示该病人可能是主脏气衰微（尤其是心气衰竭），也主风证痛证、七情惊恐、跌打损伤。

左手的寸口三部脉象
寸：心——心气衰竭
关：肝——胸胁胀痛
尺：肾——肾阴阳两虚
右手的寸口三部脉象
寸：肺——肺气虚
关：脾——脾虚胃弱
尺：肾——肾虚

芤脉浮大中空，如按葱管。主血液或津液大量散失。

21 芤脉

脉象解析

芤脉的脉位浮，脉形大，脉势弱而中空，乃宽大而中间有空虚感的脉搏。多见于大出血之后的脉象。重按时中间无而两边有的脉搏，好似手指按葱管的感觉，是脉管内血量减少、充盈度不足、紧张度低下的一种状态。由于突然失血过多，血量骤然减少，营血不足，无以充脉，或津液大伤，血不得充，血失阴伤，阳无所附而散于外，故见芤脉。

脉象诊断

芤脉多见于失血、伤阴、失精之早期。

左手的寸口三部脉象
寸：心——血虚
关：肝——肝郁气滞
尺：肾——肾气不足
右手的寸口三部脉象
寸：肺——肺气虚弱
关：脾——脾胃气虚
尺：肾——肾气不足

22

弦脉

弦脉端直而长，如按琴弦。多主各种肝病。

脉象解析

弦是脉气紧张的表现。诊脉时，指下挺然，如按琴弦，按之不移，举之应手。说明弦脉是脉管管壁硬而端直，脉象应指明显，坚劲之中又带弹力。肝主疏泄，调畅气机，脉以柔和为贵，若邪气犯肝，疏泄失职，气机不利，疼痛或痰饮，可阻滞气机，故脉气紧张，而出现弦脉。疟不离少阳，少阳胆气不利，也可见弦脉。虚劳内伤，肝气乘脾，中气不足也可见弦，但弦中少力；若弦细而坚劲，如循刀刃，便是胃气全无，病多难治。春季脉弦，弦中有柔和之象者不属病脉。

脉象诊断

弦脉是肝胆病的主脉，肝为刚脏，病则经脉筋经紧急，所以脉端直而弦。痛证脉也多现弦象。

左手的寸口三部脉象
寸：心——心中痛
关：肝——高血压病等
尺：肾——腰痛、腹痛、足痛
右手的寸口三部脉象
寸：肺——咳嗽，胁痛
关：脾——脾虚伤冷，停饮，腹痛
尺：肾——腰痛、腹痛、足痛

相兼脉

弦数脉——肝胆实火
弦紧脉——多见于胁痛或疝气
浮弦脉——多见于支饮、风邪头痛
滑弦脉——多见于痰饮

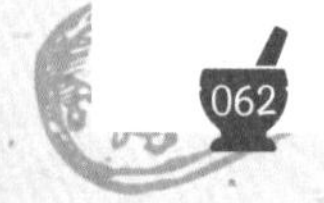

23 紧脉

紧脉脉束绷急，应指时其状如牵绳转索。多主各种寒证引起的疼痛。

脉象解析

寒邪侵犯人体，阻遏阳气，寒邪与正气相争，以致脉道约束拘急，故见脉来绷急，挺急而劲，状如绳索。脉见浮紧为寒邪束表，沉紧为里寒。剧痛、宿食见紧脉，也是寒邪、积滞与正气相搏，气机收引，脉道紧束，致使气血向外鼓激，左右冲击，故见脉来绷急，状如切绳。寒为阴邪，主收引凝泣，困遏阳气。寒邪侵袭机体，则脉管收缩紧束而拘急，正气未衰，正邪相争剧烈，气血向外冲击有力，则脉来绷急而搏指，状如切绳，故主实寒证。寒邪侵袭，阳气被困而不得宣通，气血凝滞而不通，不通则痛。

脉象诊断

紧脉可见于寒证（实性寒证），常见于寒邪外束或里寒独盛，寒邪挟宿食，出现腹痛、关节疼痛等症。

左手的寸口三部脉象	右手的寸口三部脉象
寸：心——胸痹，胸闷	寸：肺——肺寒咳嗽，支气管炎
关：肝——胁肋胀痛	关：脾——脾胃虚寒，消化不良
尺：肾——宫寒，痛经	尺：肾——腹痛，宫寒

相兼脉

浮紧脉——多见于表寒实证
沉紧脉——多见于里寒或痰饮宿食
紧弦脉——多见于痛证或痉病

24 革脉

革脉多主寒证、虚证。

脉象解析

革脉即浮而搏指，中空外坚，如按鼓皮的脉象。革脉形如按鼓皮，芤弦相合脉寒虚；女人半产并崩漏，男子营虚或梦遗。革脉浮，搏指弦，中空外坚如按鼓皮，切脉时手指感觉有一定的紧张度。脉形如弦，按之中空，与芤脉浮虚而软又有不同。临床意义是精气不藏，正气不固，气无所恋而浮越于外的表现，所以多见于亡血、失精、半产、漏下等病症。

脉象诊断

临床上，常见于妇女流产、阴道流血不止，男子阳痿、小腹冷痛，以及虚劳精血亏损的病证。革脉与弱脉为相反的脉象：革脉浮大中空而脉管较硬；弱脉沉细无力而脉管软弱。

左手的寸口三部脉象
寸：心——心气血衰
关：肝——肝气瘀滞，胸胁胀痛
尺：肾——女性崩漏、小产，男子遗精
右手的寸口三部脉象
寸：肺——肺气虚弱
关：脾——脾不统血，月经量多
尺：肾——女性崩漏，男子梦遗

25 缓脉

缓脉一息四至，来去缓怠，或脉势纵缓。

脉象解析

缓脉的脉率稍慢于平脉而快于迟脉。湿性黏滞，气机为湿所困，或脾胃虚弱，气血不足，脉道失于充盈鼓动，故脉象缓怠无力，弛纵不张。患病之人脉象转缓，是正气恢复之征。

生理性缓脉指脉来从容不迫，应指均匀，和缓有力，是神气充沛的正常脉象。

脉象诊断

缓脉主湿病、脾胃虚弱。脾胃为气血生化之源，若脾胃虚弱，气血不足，则脉管不充，亦无力鼓动，其脉必见怠缓弛纵之象。湿性黏滞，阻遏脉管，气机被困，则脉来虽缓，必见怠慢不振，脉管弛缓，有似缚之象。若有病之人脉转和缓，是正气恢复之征，疾病将愈。

左手的寸口三部脉象
寸：心——风邪
关：肝——风眩
尺：肾——腰膝酸软
右手的寸口三部脉象
寸：肺——气短懒言
关：脾——脾胃虚寒，胃气弱
尺：肾——肠风泄泻

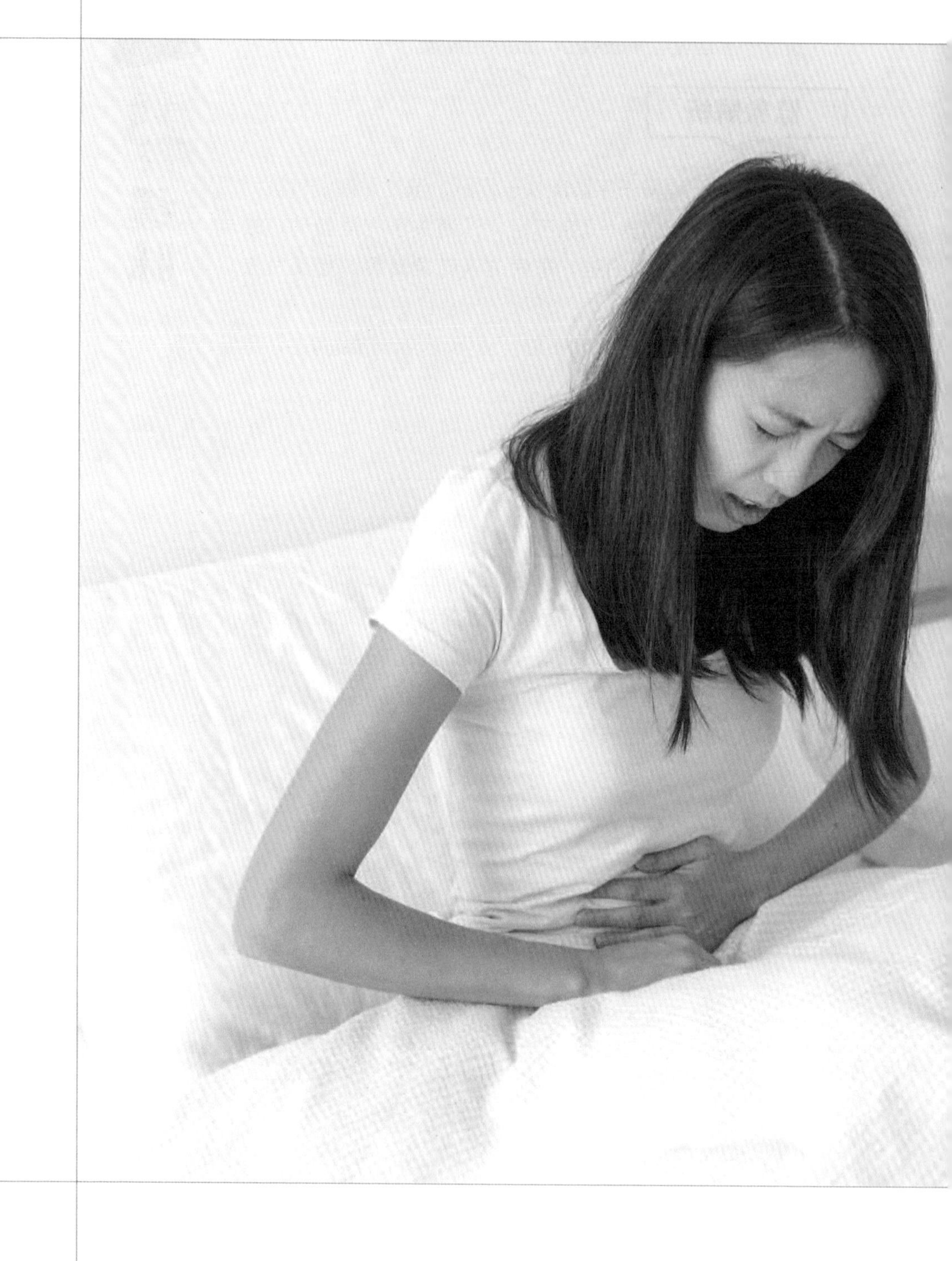

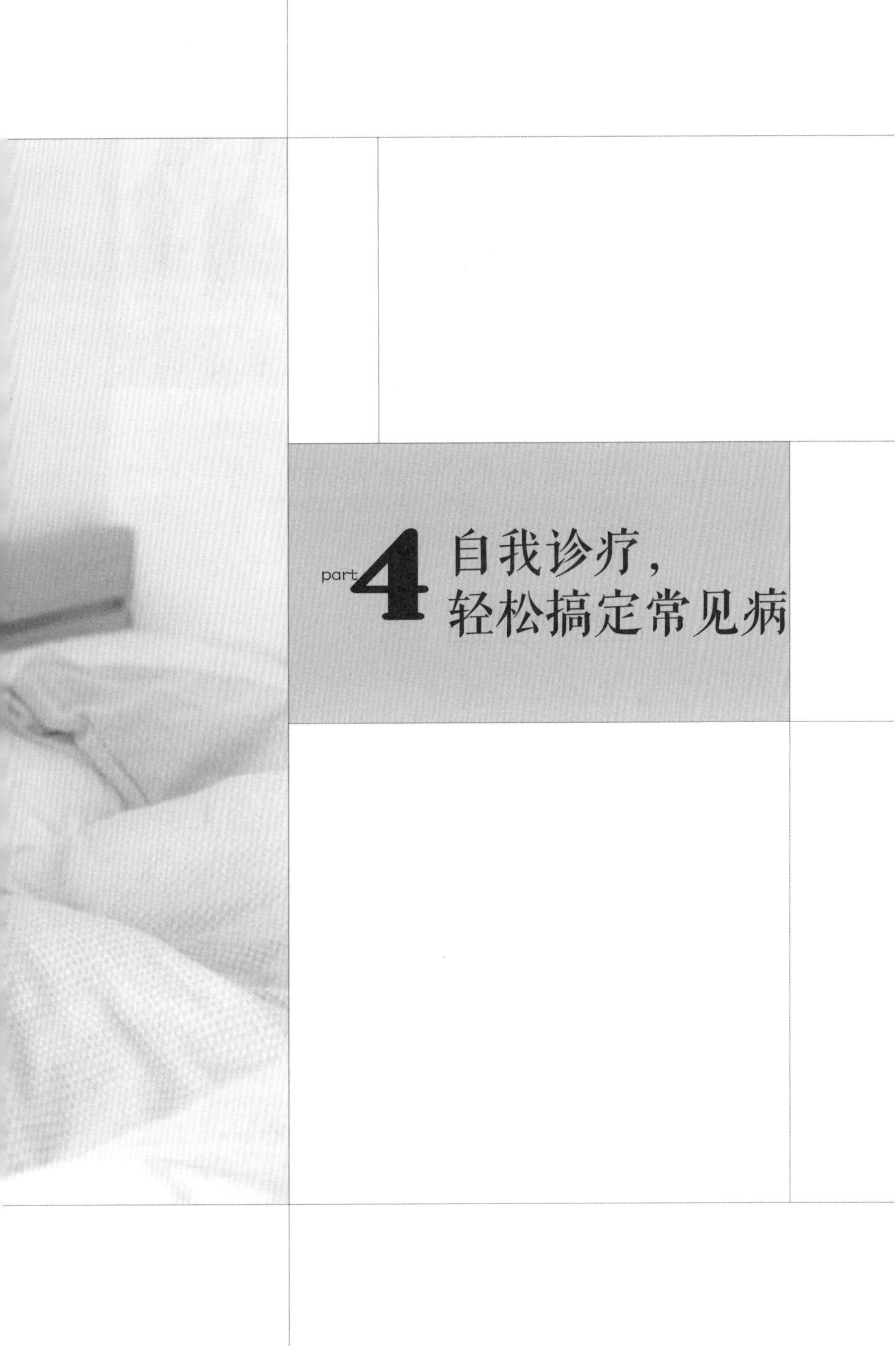

part 4 自我诊疗，轻松搞定常见病

01 感冒

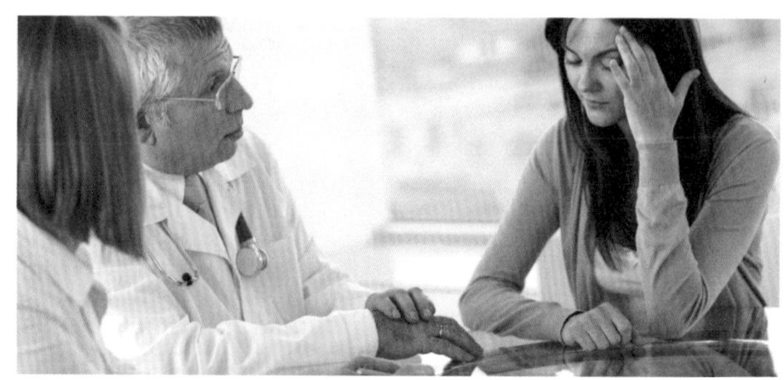

感冒有狭义和广义之分。狭义上指普通感冒，是一种轻微的上呼吸道（鼻及喉部）病毒性感染；广义上还包括流行性感冒，一般比普通感冒更严重，症状包括发热、冷战及肌肉酸痛，全身性症状较明显。

脉象辨证型

脉浮紧——风寒型

后脑疼，连带颈部转动不灵活，或有目眶疼痛，怕寒怕风，不发热或者发热不明显，无汗，周身酸痛，乏力。鼻塞声音重，如果有鼻涕，则是清涕，白色或稍微带点黄色。舌无苔或薄白苔。

脉浮数——风热型

喉咙痛，通常在感冒症状之前就痛，如果有痰，通常是黄色或带黑色。若流鼻涕则是浊涕，通常黄色。有的人有便秘、身热、口渴、心烦的症状，有的人在感冒前有便秘的现象。舌质通常比较红，舌苔带点黄色，也有可能是白色的。

脉濡数——暑邪袭表型

症见发热，汗出热不解，鼻塞，时流浊涕，头痛无汗，肢体倦怠乏力，咳嗽咳痰无力。舌质淡，苔薄白。

穴位疗法

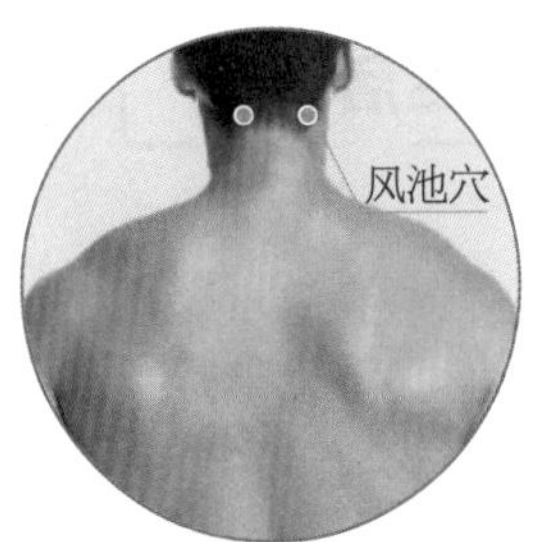

风池穴

取穴：当枕骨之下，与风府相平，胸锁乳突肌与斜方肌上端之间的凹陷处。

按摩：将拇指和食指、中指相对成钳形拿捏风池穴。

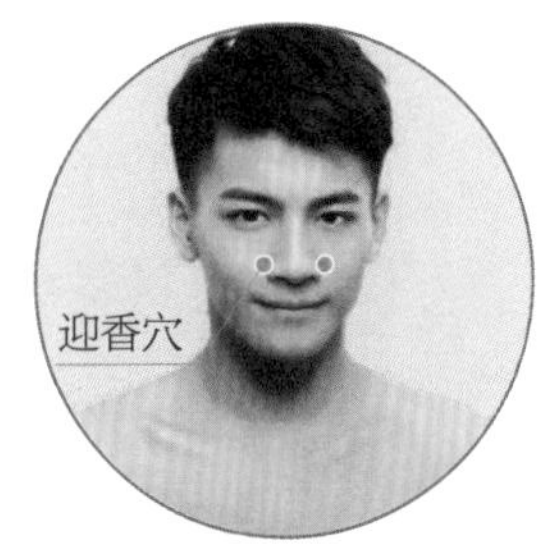

迎香穴

取穴：位于鼻翼外缘中点旁，当鼻唇沟中。

按摩：用食指指腹点按迎香穴，以重刺激手法操作。

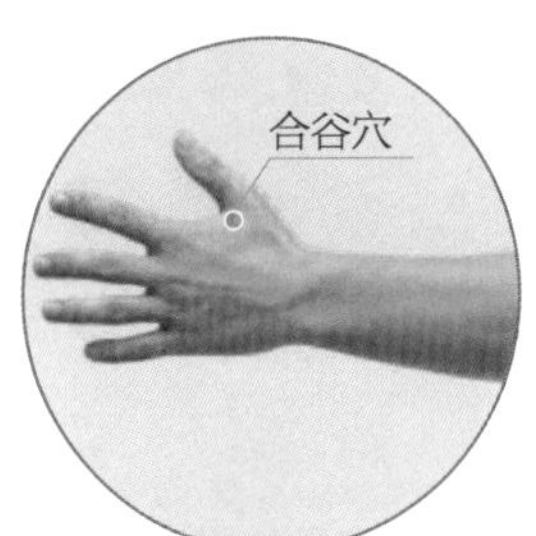

合谷穴

取穴：位于手背，第一、第二掌骨间，当第二掌骨桡侧的中点处。

按摩：将拇指和食指两指相对置于合谷穴上，用掐法掐按合谷穴。

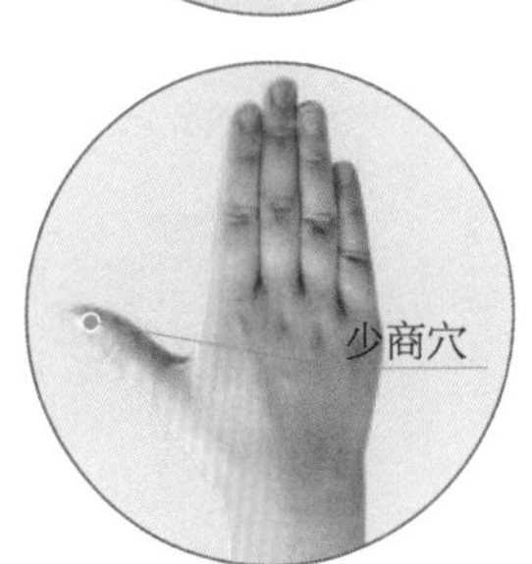

少商穴

取穴：位于手拇指末节桡侧，距指甲角0.1寸（指寸）。

按摩：采用掐法掐按少商穴1～2分钟，以局部酸痛为宜。

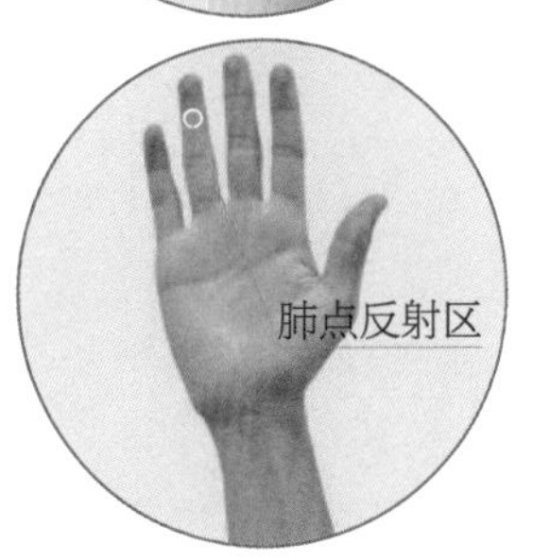

肺点反射区

取穴：位于双手掌面，无名指远侧指间关节横纹中点。

按摩：采用掐法掐按肺点反射区1～2分钟，以局部酸痛为宜。

生活调理

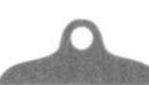

- 避免与感冒患者接触，特别是手的接触。保持个人良好卫生习惯能减少病毒感冒的传播。
- 风寒型感冒患者应选择具有发散风寒、辛温解表作用的药材和食物，如白芷、桑叶、砂仁、紫苏、葱白、姜、花椒等。
- 风热型感冒患者应选择具有清热利咽、辛凉解表作用的药材和食物，如石膏、菊花、金银花、枇杷、豆腐等。
- 暑湿性感冒患者应选择具有清暑、祛湿、解表作用的药材和食物，如藿香、茯苓、白扁豆、莲叶、绿豆、苦瓜等。
- 流行性感冒患者宜食具有抗炎、抗病毒作用的药材，辅以清热、生津的食物，如野菊花、金银花、板蓝根、花菜、香菇、柚子、草莓、苹果、黄瓜、木耳、胡萝卜、苦瓜等。
- 忌食油腻荤腥及甘甜食品，如大鱼大肉、糯米甜食等。
- 不宜食辣椒、狗肉、羊肉等辛热的食物，以免伤气灼津、助火生痰。
- 忌饮酒和浓茶。

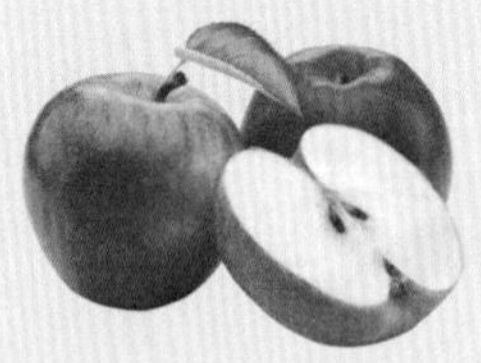

02 咳嗽

咳嗽是一种呼吸道常见的突发性症状，由气管、支气管黏膜或胸膜受炎症、异物、物理或化学性刺激引起，咳嗽时先是声门关闭，呼吸肌收缩，肺内压升高，然后声门张开，肺内空气喷射而出，通常伴随着声音。咳嗽具有清除呼吸道异物和分泌物的保护性作用。咳嗽的病因很多，必须及时查明才能根治。

脉象辨证型

脉浮或浮紧——风寒型

咳嗽的声音比较重，咽喉痒，咳出的痰较稀薄，痰是白色的。大多数兼有鼻塞不通的状况，鼻涕为清涕。头痛，肢体感觉酸痛，怕冷，或见发热，无汗。感冒后遗留咳嗽者，证多属虚，因肺脏气机尚未恢复调和。

脉浮紧或浮滑——风热型

咳嗽频繁、剧烈，气粗或咳嗽的声音沙哑，喉咙干燥、咽喉疼痛，咳痰不爽或无痰，痰是黏稠或稠黄的，咳嗽时有出汗的现象。或有黄色鼻涕，口渴，头痛，肢体酸软，怕风，身体发热。

脉濡数——痰湿蕴肺型

咳嗽反复发作、咳声重浊、胸闷气憋，尤以晨起咳甚，痰多，痰黏腻或稠厚成块，色白或带灰白色，痰出则憋减咳缓。

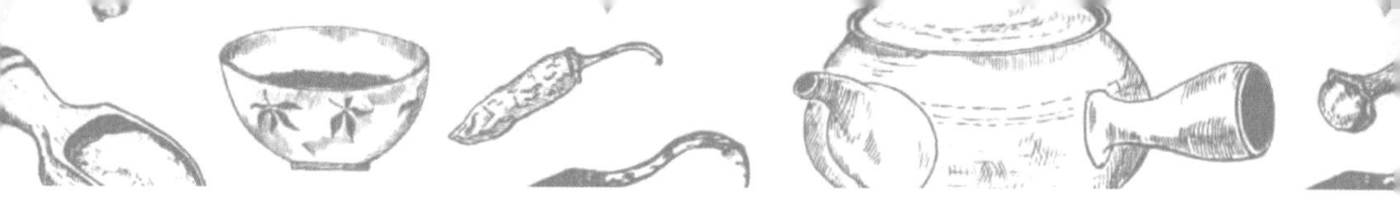

穴位疗法

太渊穴

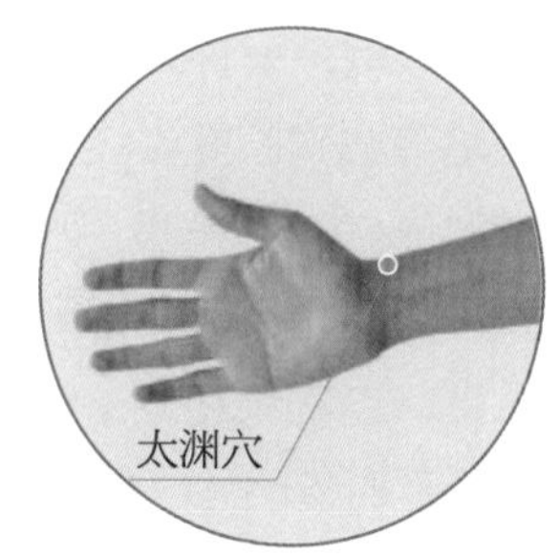

取穴：位于腕掌侧横纹桡侧，桡动脉搏动处。

按摩：采用按压法按压太渊穴片刻，然后松开，反复5～10次。

少商穴

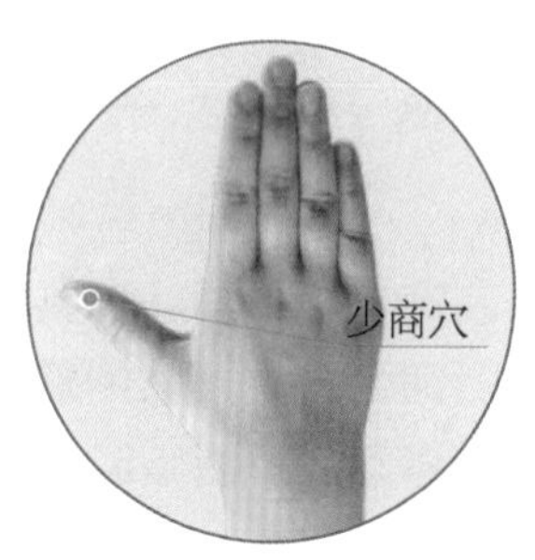

取穴：位于手拇指末节桡侧，距指甲角0.1寸（指寸）。

按摩：采用掐法掐按少商穴1～2分钟，以局部酸痛为宜。

肺反射区

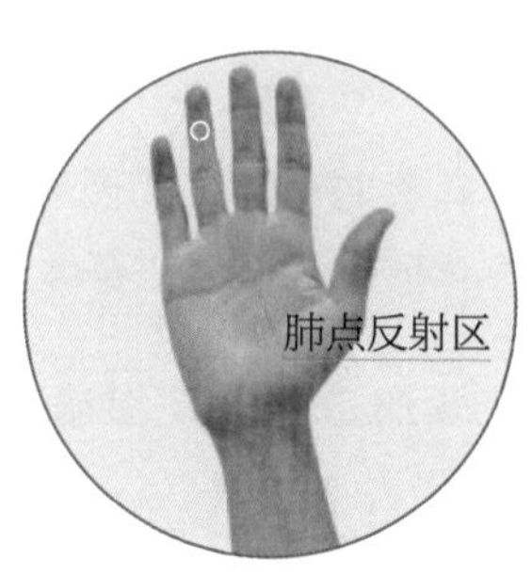

取穴：位于双手掌侧，横跨第二、第三、第四、第五掌骨，靠近掌指关节区域。

按摩：采用指按法按压肺反射区1～2分钟，以局部有酸痛感为宜。

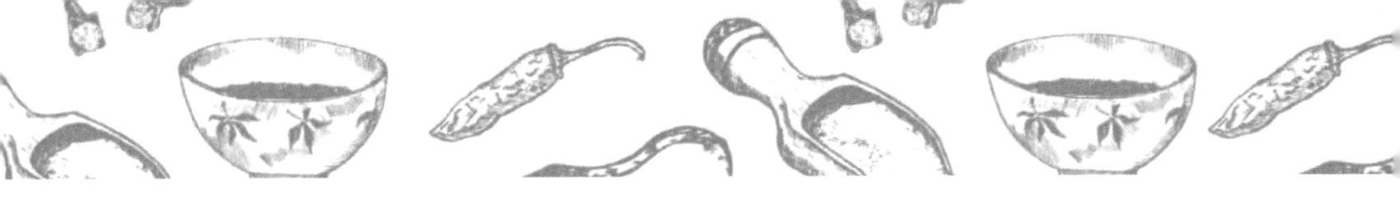

生活调理

- 加强锻炼，多进行户外活动，气候转变时及时增减衣服，防止过冷或过热，提高机体抗病能力。
- 尽量少去拥挤的公共场所，减少感染机会。
- 经常开窗，流通新鲜空气。
- 俗话说：“三分治，七分养。”对于咳嗽的治疗，应加强饮食调护，注意食补养肺。初咳者实证居多，治疗应以止咳化痰为主，可多食用杏仁、核桃、雪梨、桔梗、柚子、银杏、鱼腥草等食物。
- 久咳易耗伤肺气及肺阴，可以适当进食一些养阴生津之品，如粳米、山药、党参、玉竹、麦冬、百合、银耳、香菇、鸽肉等补肺气、滋肺阴的食物。
- 患者避免食入肥肉，以免聚湿生痰；忌食辛辣刺激性食物，饮食宜清淡；感冒引起的咳嗽者不宜食用补药。

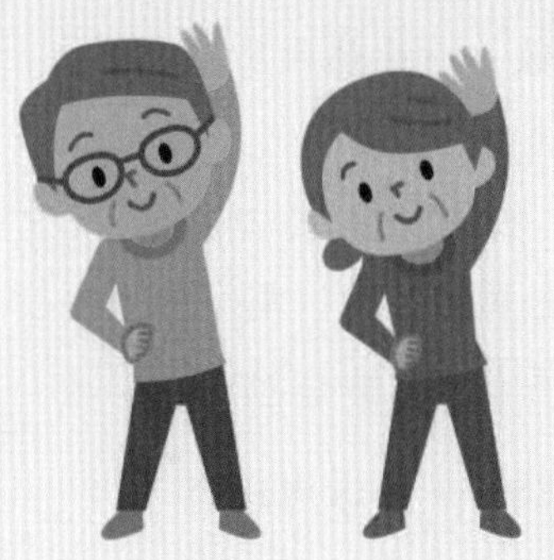

03 肺炎

肺炎是肺炎链球菌、葡萄球菌等细菌引起的急性炎症，临床上以突发寒战、高热、胸痛、咳嗽为其特点。以20～40岁的青壮年和小儿患病较多，冬春季发病率较高。机体免疫功能正常时，肺炎链球菌是寄居在口腔及鼻咽部的一种正常菌群，其带菌率常随年龄、季节及免疫状态的变化而有差异。当患者因受凉、淋雨、疲劳、醉酒、病毒感染等导致机体免疫功能受损时，肺炎链球菌入侵人体而致病。体温通常在数小时内升至39~40℃，患侧胸痛，可放射至肩部或腹部，咳嗽或深呼吸时加剧；痰少，可带血或呈铁锈色，偶有恶心、腹痛或腹泻，易被误诊为急腹症。

脉象辨证型

脉浮数——邪袭肺卫型

主要症状有发病急骤、发热、恶寒、无汗或少汗、头痛、咳嗽、咽痛、鼻塞、流涕、口微渴、舌尖红、舌苔薄黄，需用辛凉透表、清宣肺卫的方法治疗，常用方剂有银翘散加减。

脉滑数——痰热壅肺型

常见症状有身热汗出、咳嗽、咳黄稠痰，或痰呈铁锈色，伴有胸闷痛、呼吸急促、口干、烦躁、饮水多、舌红苔黄等症状，需用清热化痰、下气止咳的方法治疗，常用方剂为麻杏石甘汤加减。

脉细数——热毒内陷型

表现为高热不退、汗出多、喘憋、胸闷、痰多难出，甚至出现神志昏蒙、烦躁、舌红、苔黄干燥，需用

清营解毒、化痰泄热、养阴生津的方法治疗，常用清营汤、安宫牛黄丸、至宝丹等药物。

脉滑——正虚邪恋型

表现为高热已退，但出现疲倦、乏力、少许咳嗽、少痰、进食差、腹胀、舌淡红、苔白腻等症状，此时可通过扶正祛邪的方法进行治疗，可以选用的方剂有竹叶石膏汤。

脉细数——正虚欲脱型

这是肺炎出现危重症的表现，表现为发热不退，出现咳喘无力、神志模糊、汗出较多、四肢不温、口唇青紫等症状，治疗需以扶正固脱为主，可选用的方剂有四逆汤、参附龙牡汤合生脉散。

穴位疗法

肺俞穴

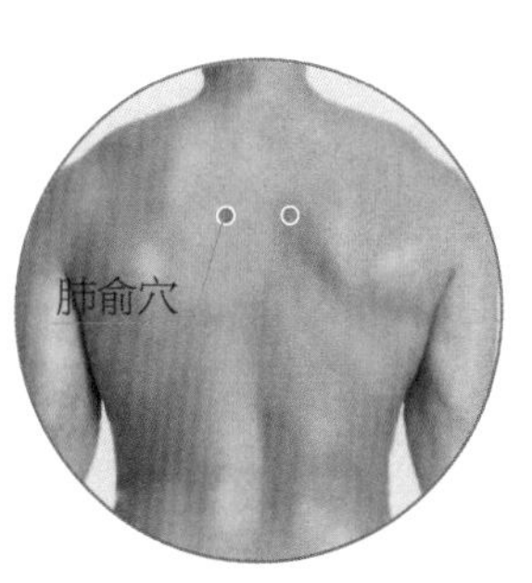

取穴：位于背部，当第三胸椎棘突下，旁开1.5寸。

按摩：将食指紧并于中指，手指前端放于肺俞穴上，环形按揉。

云门穴

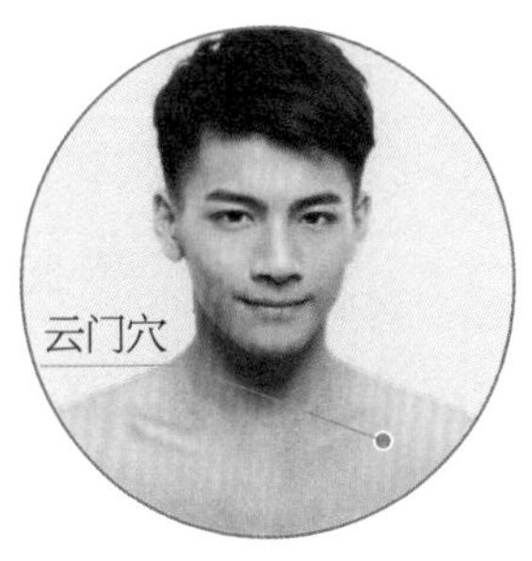

取穴：位于肩胛骨喙突上方，锁骨下窝凹陷处，距前正中线6寸。

按摩：食指、中指、无名指紧并，放于云门穴上揉按。

膻中穴

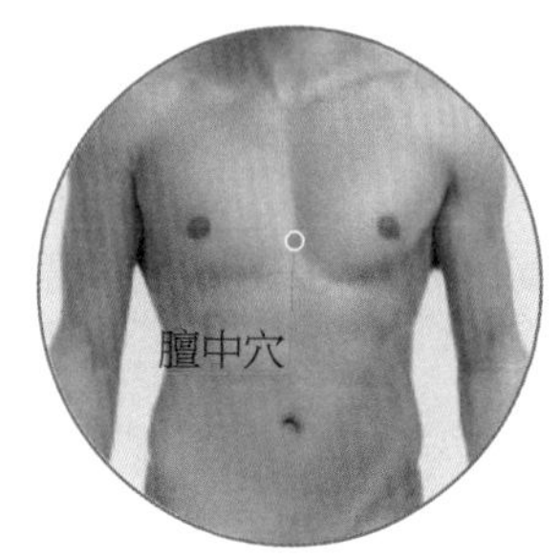

取穴：位于胸部，当前正中线上，平第四肋间，两乳头连线的中点。

按摩：将食指、中指、无名指并拢，三指指腹放于膻中穴上按揉。

生活调理

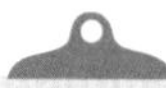

- 肺炎患者宜选用有对抗葡萄球菌作用的中药材，如菊花、鱼腥草、葱白、金银花、桑叶、牛蒡子、紫苏、川贝、海金沙、茯苓、木香等。
- 宜选用有抑制肺炎球菌作用的中药材，如白果、桂枝、柴胡、枇杷、莱菔子、花椒、薄荷等。
- 应进食优质蛋白、高热量的饮食，如鸡肉、猪瘦肉、牛肉、豆浆、豆腐、豆干、糙米、玉米等。
- 宜吃性凉温补的食物，如胡萝卜、香菇、木耳、芥菜、冬瓜、油菜、白萝卜、茼蒿、菠菜、苹果、葡萄、樱桃、菠萝、草莓、柠檬、柚子、枇杷、大米、小麦、甲鱼、草菇等。
- 忌吃辛辣、生冷、刺激性的食物，如辣椒、胡椒、芥末、冰淇淋、碳酸饮料、咖啡、浓茶。
- 患者要注意保暖，尽可能卧床休息，平时要经常锻炼身体，增强机体抵抗力。季节更替时避免受凉，避免过度疲劳。保持室内空气新鲜，并保持适当室温及湿度；保持呼吸道通畅。

04

中暑

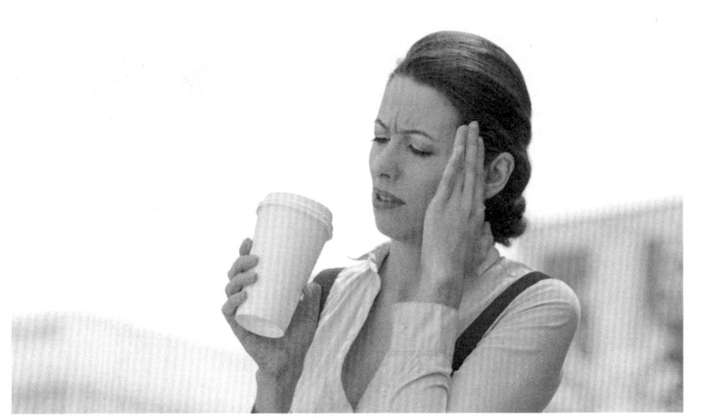

中暑俗称发痧，古称中暍，以出汗停止因而身体排热不足、体温极高、脉搏迅速、皮肤干热、肌肉松软、虚脱及昏迷为特征的一种病症，由于暴露于高温环境过久而引起身体体温调节机制的障碍所致。

脉象辨证型

脉洪大——暑热内郁型

症见壮热烦躁，头痛头晕，口渴多饮，汗多体倦，面赤气粗。舌质红，苔黄而少津。

脉弦数——暑热动风型

壮热不退，躁动不宁或神昏，四肢抽搐，角弓反张，牙关紧闭，双目上视，面赤气粗。舌质红，苔黄少津。

脉细欲绝——气虚阳脱型

症见冷汗淋漓，四肢厥冷，神志不清，尿少，面色苍白，肢体震颤。舌质红，苔黄而少津。

穴位疗法

百会穴

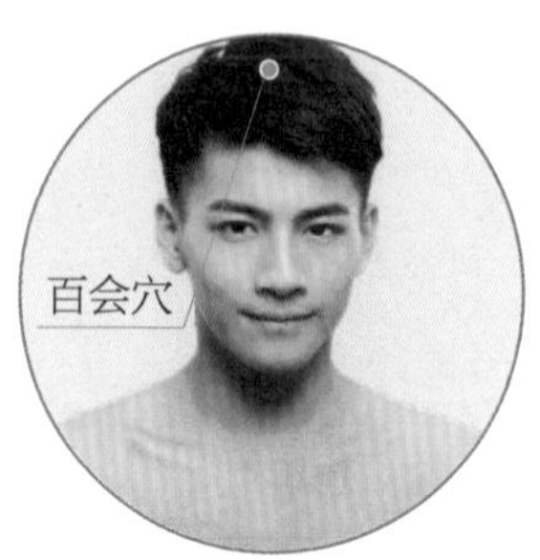

取穴：位于头部，当前发际正中直上5寸，或两耳尖连线的中点处。

刮痧：刮百会穴，从前头往后头方向连刮30次或刮至头皮发热。

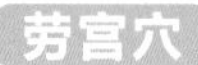

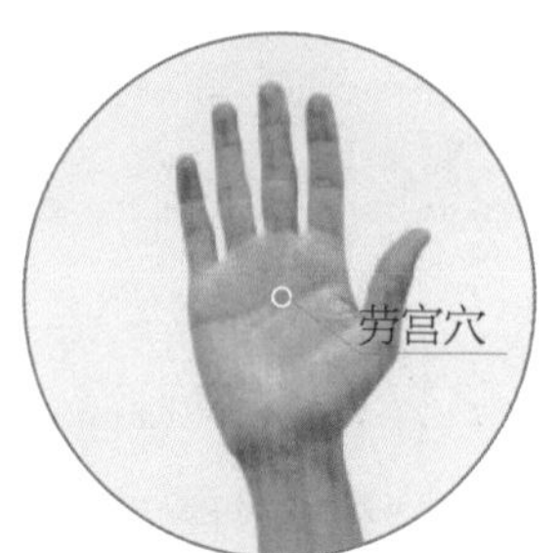

取穴：位于掌区，横平第三掌指关节近端，第二、三掌骨之间偏于第三掌骨，握拳屈指时中指尖处。

刮痧：用面刮法或角刮法从上向下刮拭3～5分钟，隔天1次。

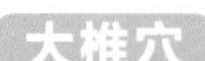

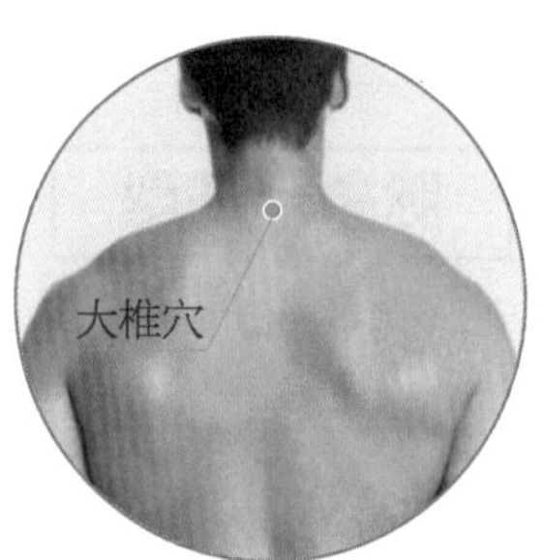

取穴：在颈后部，第七颈椎棘突下凹陷处，后正中线上。

刮痧：用面刮法或角刮法从上向下刮拭3～5分钟，隔天1次。

涌泉穴

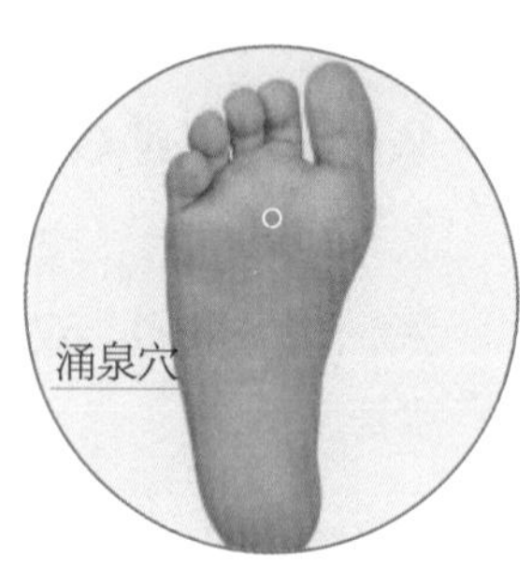

取穴：在足底，屈足卷趾时足心最凹陷处，左右脚位置相同。

刮痧：用面刮法或角刮法从上向下刮拭3～5分钟，隔天1次。

生活调理

- 夏季昼长夜短，气温高，人体新陈代谢旺盛，消耗量也大，容易疲劳。加上夜间炎热，睡不安稳，导致睡眠不足。因此，中午睡上半小时对健康大有裨益，可使身体各系统得到休息，也是防止中暑的一个办法。
- 患者中暑后，应立即脱离高温环境，转移至通风阴凉处，解开上衣，让其迅速散热。可以避免身体持续受到高温的刺激而加重中暑，对中暑引发的不良反应有缓解的效果。
- 中暑后应该及时补充足够的水分，维持身体体液的平衡，提高身体循环功能和体温调节能力，使身体的温度降低，不良症状才会好转。
- 可以采取物理降温，对于体温高的人，需要适当冷敷，也可以适当在额部、颞部涂抹清凉油、风油精等。
- 中暑患者在饮食上以清淡、富含水分和电解质为佳。建议多吃新鲜的水果蔬菜，多喝水。可以喝糖盐水、绿豆汤、凉茶、冬瓜汤等。
- 中暑患者刮痧后，让患者喝一杯温开水，补充消耗的体液。刮痧治疗后会使汗孔扩张，30分钟内不要冲冷水澡，也不要吹凉风。

05

水肿

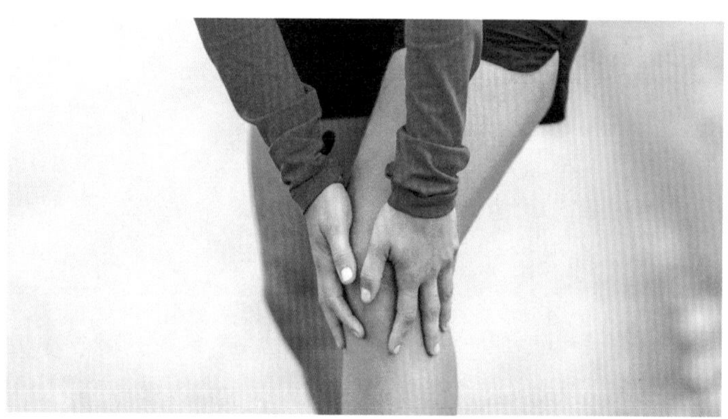

水肿又称浮肿，是指人体皮下空腔因体液异常堆积所产生的肿大症状。与肥胖不同，水肿表现为手指按压皮下组织少的部位（如小腿前侧）时有明显的凹陷。水肿主要是由于血液或淋巴循环回流不畅、营养不良、血浆蛋白低下、肾脏和内分泌调节紊乱造成，多见于充血性心力衰竭、肝肾疾病、营养缺乏症和妊娠后期。

脉象辨证型

脉沉数或濡数——湿热壅盛型

症见遍体水肿，皮肤绷紧光亮，胸脘痞闷，烦热口渴，小便短赤，或大便干结。舌质红，苔黄腻。

脉沉缓或沉弱——脾阳虚衰型

症见全身水肿，腰以下为甚，按之凹陷处不易恢复，脘腹胀满，纳减便溏，面色无华，神疲肢冷，小便短少。舌质淡，苔白腻或白滑。

脉沉细或沉迟无力——肾阳衰微型

症见面浮身肿，腰以下为甚，按之凹陷一时不起，心悸，气促，腰部酸重，尿量减少，四肢厥冷，畏寒神疲，面白无华或灰滞。舌质淡胖，苔白。

穴位疗法

阴陵泉穴

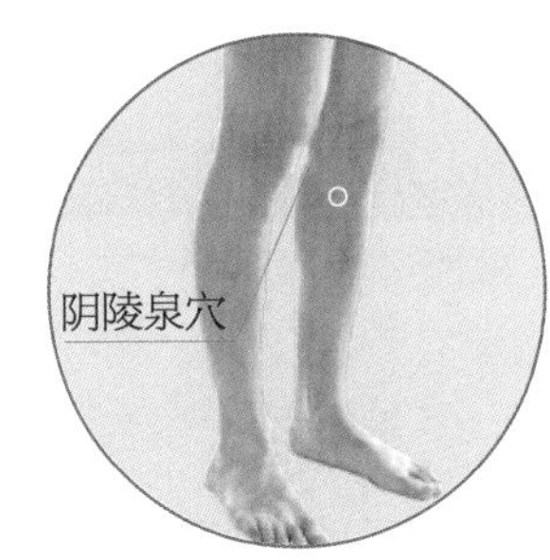

取穴：位于小腿内侧，胫骨内侧髁下缘与胫骨内侧缘之间的凹陷中。

按摩：拇指指端或者食指指腹放穴位处，先顺时针方向按揉2分钟，再点按半分钟，以酸胀为度。

足三里穴

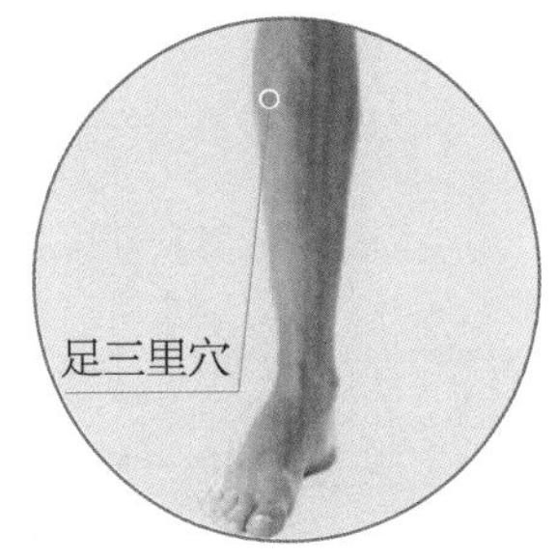

取穴：属足阳明胃经，在小腿外侧，犊鼻下3寸。

按摩：拇指指端或者食指指腹放穴位处，先顺时针方向按揉2分钟，再点按半分钟，以酸胀为度。

委中穴

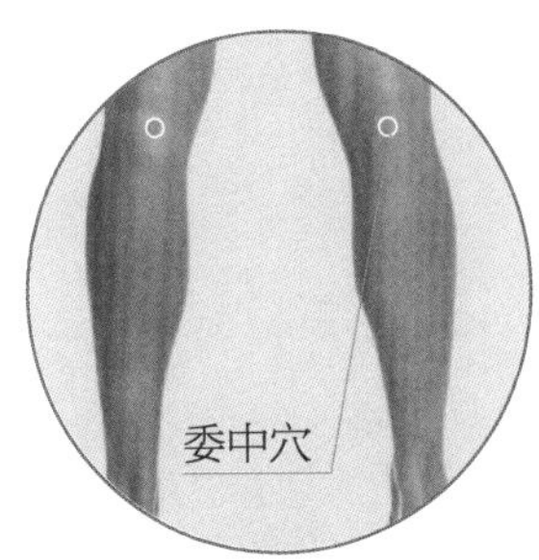

取穴：位于腘横纹中点，股二头肌肌腱与半腱肌肌腱中间。

按摩：拇指指端或者食指指腹放穴位处，先顺时针方向按揉2分钟，再点按半分钟，以酸胀为度。

太溪穴

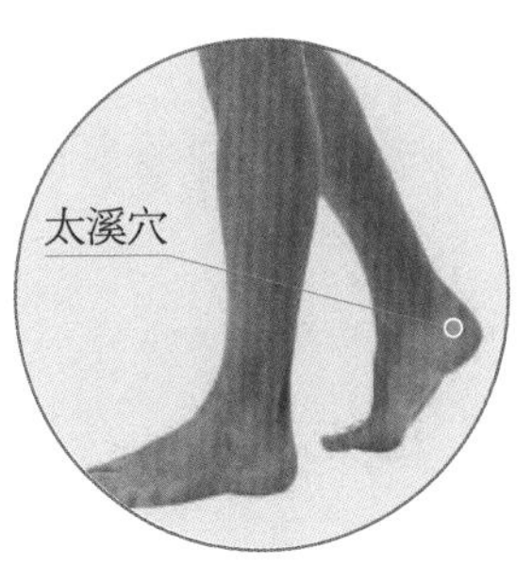

取穴：位于足内侧，内踝后方与脚跟骨筋腱之间的凹陷处。

按摩：拇指指端或者食指指腹放穴位处，先顺时针方向按揉2分钟，再点按半分钟，以酸胀为度。

生活调理

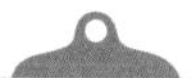

- 食物避免重口味。盐分不单是食用盐或吃起来咸的东西，其实是泛指所有的酱料、腌制物或含钠量高的饮料。应多吃蔬菜水果（含有丰富的钾），因为钠和胰岛素会将水分滞留在体内，而钾在体内的作用是排出水分。
- 多吃有助于改善水肿的食物，如木瓜、红豆、薏米、黄瓜等，多吃富含维生素和微量元素的食物，在睡前尽量少喝水。如果是腿部浮肿，可以抬高腿，能改善水肿。
- 生活规律，不要过度劳累。
- 减少长时间站立或坐着不动的情况，定期伸展腿部。
- 常运动，如散步、游泳、慢跑等有氧运动，可以促进淋巴循环，减轻水肿症状；同时注意避免剧烈运动，以免造成过度疲劳。
- 不要穿过度紧身衣物，特别是臀部和大腿很紧的牛仔裤、束腹、束腰等会造成腹压增加的衣物。
- 可选择一些具有利尿作用的中药进行调理，可以促进体内多余水分的排泄，缓解水肿症状。但在使用中药前，最好咨询医生或中医师的建议，避免不适或药物相互作用的情况。

06 哮喘

中医认为，哮喘是由于宿痰伏肺，遇诱因引发，导致痰阻气道、气道挛急、肺失肃降、肺气上逆所致的发作性痰鸣气喘疾患。发作时喉中哮鸣有声，呼吸气促困难，甚则喘息不能平卧，缓解后则如常人。哮喘患者急性发作期建议去医院治疗。

多数哮喘患者在接受规范化治疗后，很快症状就会得到缓解，肺功能也会逐步得到改善。但哮喘是一种慢性疾病，很多患者需要长期治疗。治疗方案的制定、变更，药物的减量、停用，都应该在医生的指导下进行，切忌自行决定，否则很可能导致前期的治疗效果丧失和疾病加重。

脉象辨证型

脉细弱——肺脾气虚型

倦怠易劳累，呼吸气短，话语声音低沉，喉中有轻度哮鸣，若有痰则多色白质稀，轻微活动或不活动即有汗出，常易感冒，食少，大便质较稀。舌质较淡，苔白。

脉细而数——肺肾两虚型

呼吸气短急促，活动后加剧，喉中有轻度哮鸣，若有痰则黏腻有泡沫，耳鸣，腰酸腿软，易疲劳；或有手脚心热、汗出，两颊潮红，口干喜饮。舌质淡而苔白，舌体胖；或舌质红，苔少，舌体细瘦。

脉滑数——痰热壅肺型

呼吸气促，喉中哮鸣有声，喘息气粗，胸部紧闷，痰多黏稠色黄；烦躁不安，身热有汗，渴喜冷饮，面红，咽干，便秘。舌质红，苔黄腻。

穴位疗法

孔最穴

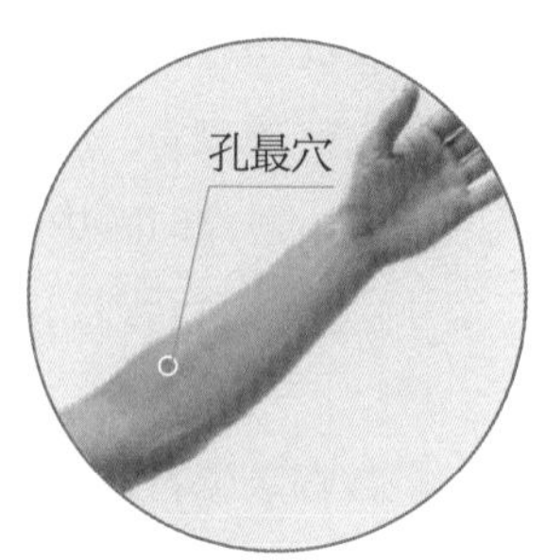

取穴：位于前臂掌面桡侧，尺泽与太渊连线上，腕横纹上7寸。

按摩：采用弹拨法弹拨孔最穴100～200次，以局部有酸胀感为宜。

太渊穴

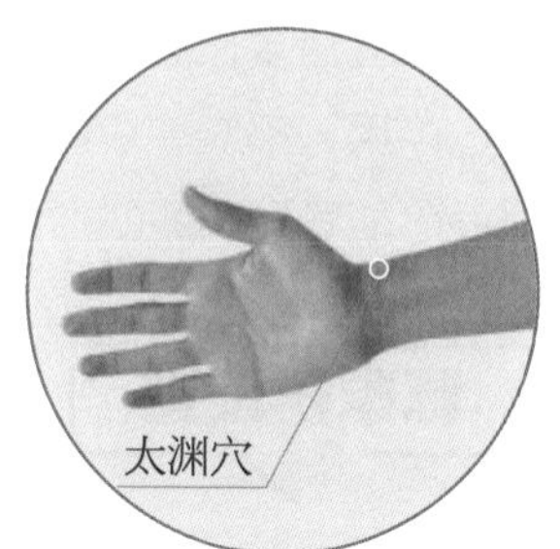

取穴：位于腕掌侧横纹桡侧，桡动脉搏动处。

按摩：采用按压法按压太渊穴片刻，然后松开，反复5～10次。

定喘穴

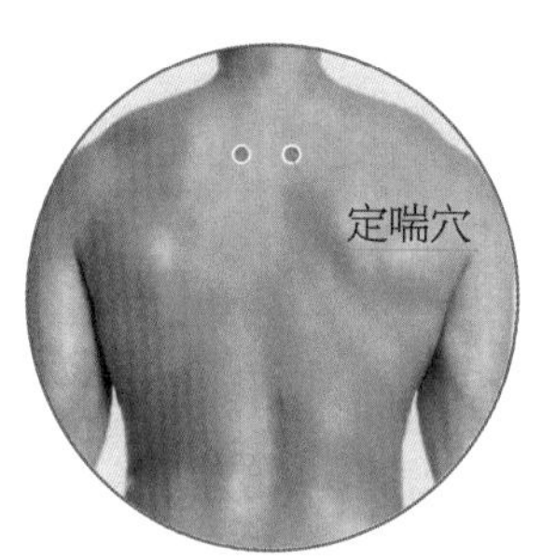

取穴：在脊柱区，横平第七颈椎棘突下，后正中线旁开0.5寸。定喘穴是宣肺理气的特效穴位，对寒性咳嗽、哮喘均有很好的疗效。

按摩：采用按压法按压定喘穴片刻，然后松开，反复5～10次。

肾上腺反射区

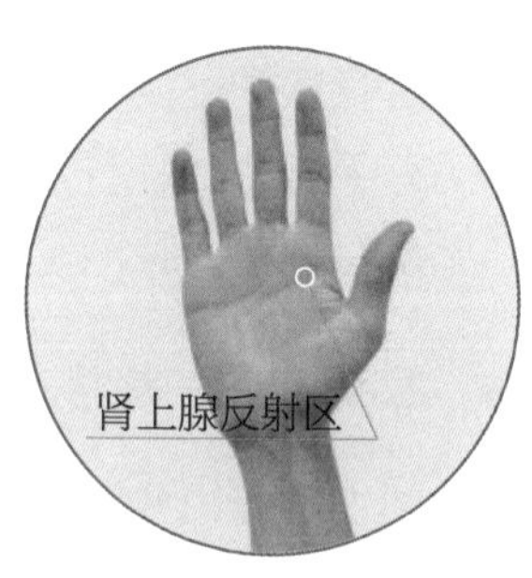

取穴：位于双手掌面第二、第三掌骨之间，距离第二、第三掌骨头1.5～2.0厘米处。

按摩：采用指揉法按揉肾上腺反射区1～2分钟，以局部酸痛为宜。

生活调理

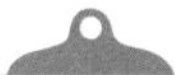

- 哮喘患者宜选用有松弛气道平滑肌作用的中药材和食材，如麻黄、当归、陈皮、佛手、香附、木香、天南星、紫菀、青皮、茶叶等。
- 宜选择有抗过敏反应作用的中药材和食材，如黄芩、防风、人参、西洋参、红枣、五味子、三七、芝麻等。
- 宜吃蛋白质含量高的食物，如鸡肉、牛奶、瘦肉、豆腐等。
- 发病期要补充维生素和矿物质，如生姜、青枣、白菜、西红柿等。
- 宜吃补肾纳气、化痰止喘的中药材和食物，如射干、款冬花、柑橘、柚子、枇杷、核桃、芝麻、蜂蜜、刀豆、丝瓜、梨、白果、鹌鹑、燕窝、冬虫夏草、猪肺等。
- 辛辣食物助火生痰，应忌食，如辣椒、韭菜、大葱、蒜。酒精、碳酸饮料及冷饮进入血液会使心跳加快，肺呼吸功能降低，应忌食。
- 鼓励患者多饮水，保证每日摄入一定的水量。给患者翻身拍背，帮其排除痰液等。
- 患者呼吸困难时，宜取半卧位。保持房间的安静和整洁，居室内禁放花、草、地毯等，减少不良刺激。
- 避免刺激性气体、烟雾、灰尘和油烟等，避免精神紧张和剧烈运动，避免受凉及上呼吸道感染。戒烟。

07

过敏性鼻炎

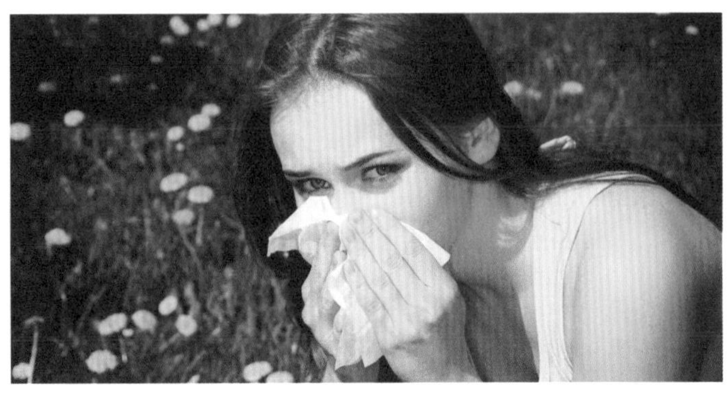

过敏性鼻炎又称“变态反应性鼻炎”，是一些特殊体质的人接触某些物质后所发生的异常反应。中医称“鼻鼽”。过敏性鼻炎常由植物花粉作为季节性变应原而引起，如树木、野草、农作物。在花粉播散季节，大量花粉随风飘散，吸入呼吸道引发本病，故又称“花粉症”。常年性过敏性鼻炎则由与人起居密切相关的常年性变应原而引起，如居室内尘土、螨虫、真菌、动物皮屑、羽毛、棉絮等。其主要症状有：眼睛发红、发痒及流泪；鼻痒，鼻涕多，感染时为脓涕；鼻腔不通气，耳闷；打喷嚏；出现黑眼圈；嗅觉下降或消失等。

脉象辨证型

脉虚弱——肺虚感寒型

鼻塞，鼻痒，喷嚏频频，清涕如水，嗅觉减退，畏风怕冷，自汗，气短懒言，语声低怯，面色苍白，或咳嗽痰稀。舌质淡，舌苔薄白。下鼻甲肿大光滑，鼻黏膜淡白或灰白，鼻道可见水样分泌物。

脉弱无力——脾气虚弱型

鼻塞，鼻痒，清涕连连，喷嚏突发，面色萎黄无华，消瘦，食少纳呆，腹胀便溏，四肢倦怠乏力，少气

懒言。舌淡胖，边有齿痕，苔薄白。下鼻甲肿大光滑，黏膜淡白，或灰白，有水样分泌物。

脉沉细无力——肾阳亏虚型

鼻塞，鼻痒，喷嚏频频，清涕长流。面色苍白，形寒肢冷，腰膝酸软，神疲倦怠，小便清长，或见遗精早泄，或见黑眼圈。舌质淡，苔白。下鼻甲肿大光滑，黏膜淡白，鼻道有水样分泌物。

脉数——肺经伏热型

鼻痒，喷嚏频作，流清涕，鼻塞，常在闷热天气发作。见咳嗽，咽痒，口干烦热。舌质红，苔白或黄。鼻黏膜色红或暗红，鼻甲肿胀。

穴位疗法

中府穴

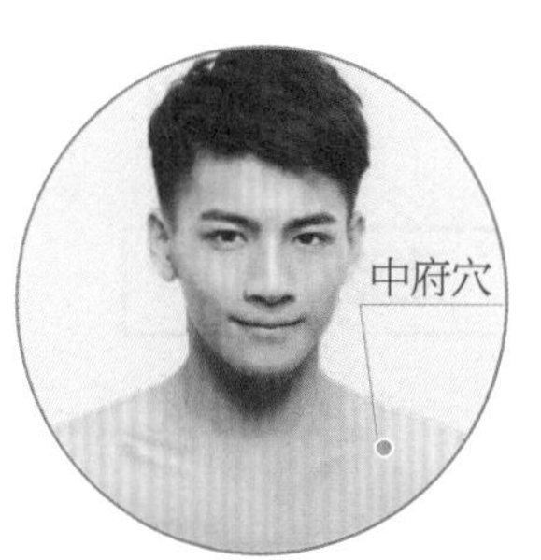

取穴：位于胸前壁的外上方，平第一肋间隙，距前正中线6寸。

按摩：用拇指在中府穴上用力向下按压，力度由轻至重。

迎香穴

取穴：位于鼻翼外缘中点旁，当鼻唇沟中。

按摩：用食指轻轻点按迎香穴，以顺时针方向做回旋揉动。

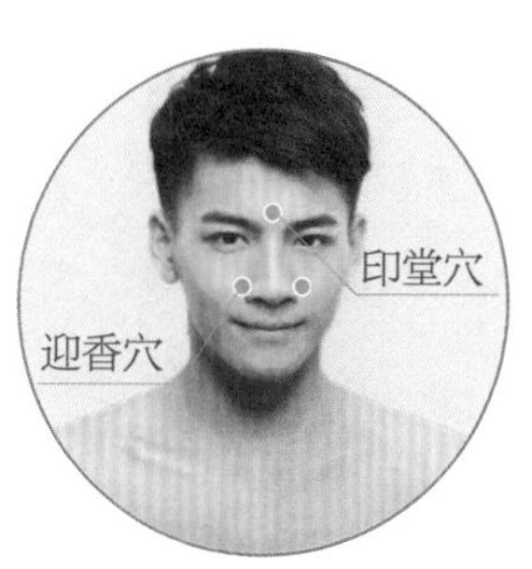

印堂穴

取穴：位于额部，当两眉头之中间。

按摩：用拇指和食、中两指相对，挟提印堂穴，力度适中。

列缺穴

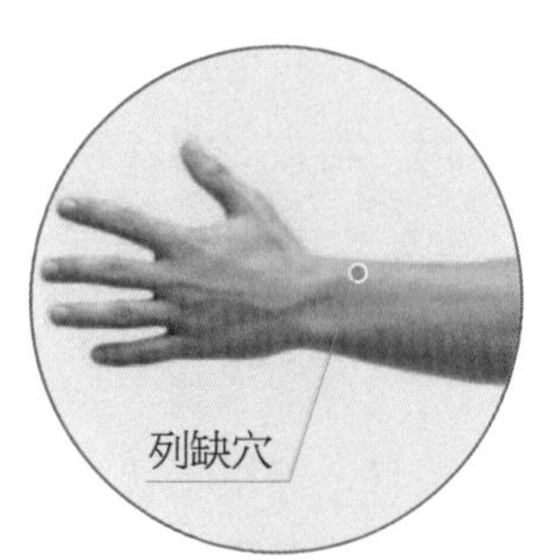

取穴： 位于前臂桡侧缘，桡骨茎突上方，腕横纹上1.5寸。

按摩： 采用揉按法揉按列缺穴100～200次，以局部有酸胀感为宜。

太渊穴

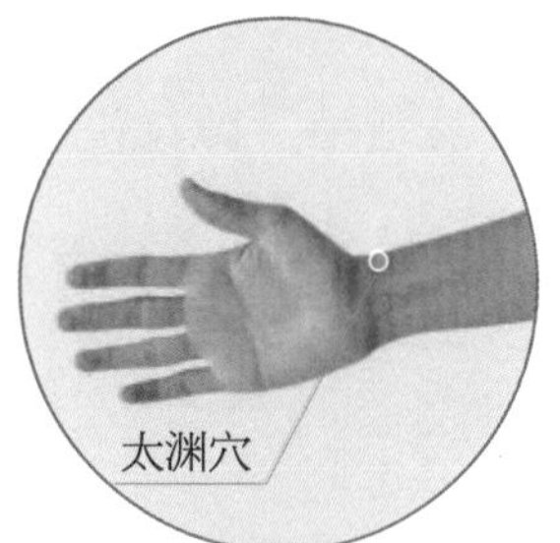

取穴： 位于腕掌侧横纹桡侧，桡动脉搏动处。

按摩： 采用按压法按压太渊穴片刻，然后松开，反复5～10次。

鼻反射区

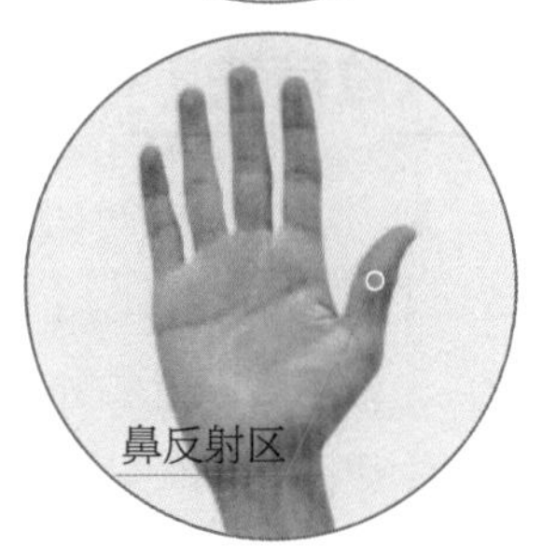

取穴： 位于双手掌面拇指末节指腹桡侧面的中部。

按摩： 采用指按法按压鼻反射区1～2分钟，以局部酸痛为宜。

生活调理

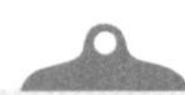

- 尽可能限制户外活动，避免接触过敏原，必要时可以戴上口罩。
- 注意鼻腔清洁，经常清洗鼻腔。
- 饮食宜清淡，宜食温性、富含维生素C及维生素A的食物，如蜂蜜、红枣、胡萝卜等。
- 忌食冷饮、炸辣、腌渍、烧烤等刺激性食物，慎食芹菜、酒酿等发物。

08 慢性胃炎

慢性胃炎是多种不同病因引起的胃黏膜慢性炎症，常伴有上皮损伤、黏膜炎症反应和上皮再生。胃炎是最常见的消化系统疾病之一。胃炎患者要慎用对胃黏膜有损伤的药物。长期滥用此类药物会使胃黏膜受到损伤，从而引起慢性胃炎及溃疡。要积极治疗口咽部感染灶，勿将痰液、鼻涕等带菌分泌物吞咽入胃导致慢性胃炎。

脉象辨证型

脉弦——气郁型

有长期的精神抑郁，易怒，精神紧张，或忧思不解史，喜叹气，叹气后倍感舒适，症状常随情志变化而变化。肝气不条达，胃气无通路，阻滞胃脘，发为胃脘胀痛，且肝经行走于两胁肋部，故痛连及两胁，疼痛攻撑走窜。舌红，苔薄白。

脉虚弱——脾胃虚寒型

胃中寒冷，则脉络凝滞不通，发为胃脘隐痛，遇寒冷或饥饿时疼痛加剧，得温暖或进食后则缓解。喜温暖，喜按揉，或稍食生冷食物即有腹泻、腹痛，或吐清水，伴有面色差，稍有活动即感神疲，手脚冰凉，怕冷，食少便稀。舌淡，苔白。

脉滑数——湿热中阻型

症见胃脘疼痛，嘈杂灼热，口干口苦，渴不欲饮，头重如裹，身重肢倦，纳呆恶心，小便色黄，大便不畅。舌质淡红，苔黄腻。

穴位疗法

中脘穴

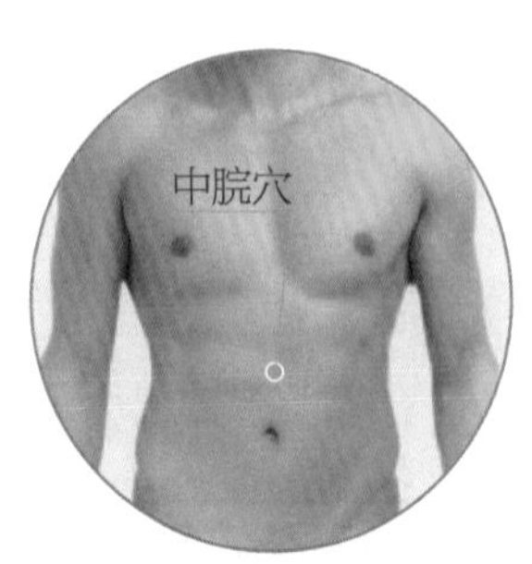

取穴：位于上腹部，前正中线上，当脐中上4寸。

按摩：双手掌交叠放于中脘穴上，环形按揉，力度适中。

内关穴

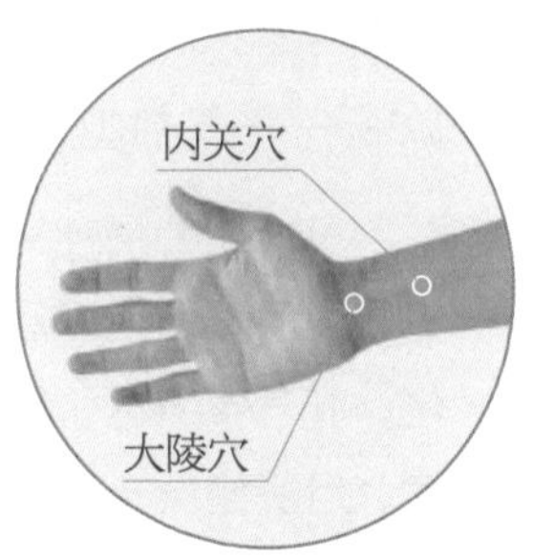

取穴：位于前臂掌侧，腕横纹上2寸，掌长肌肌腱与桡侧腕屈肌肌腱之间。

按摩：用拇指指腹点按内关穴，力度由轻到重。

大陵穴

取穴：位于腕掌横纹的中点处，当掌长肌肌腱与桡侧腕屈肌肌腱之间。

按摩：采用揉按法揉按大陵穴2～3分钟，以局部有酸胀感为宜。

手三里穴

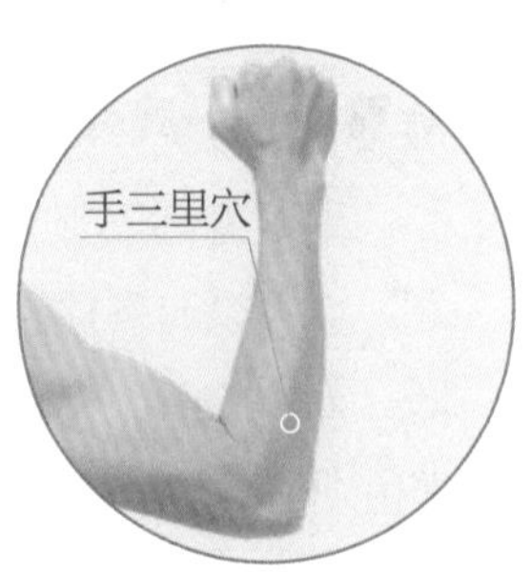

取穴：位于前臂背面桡侧，当阳溪与曲池连线上，肘横纹下2寸。

按摩：用拇指指腹点按手三里穴，力度由轻到重。

合谷穴

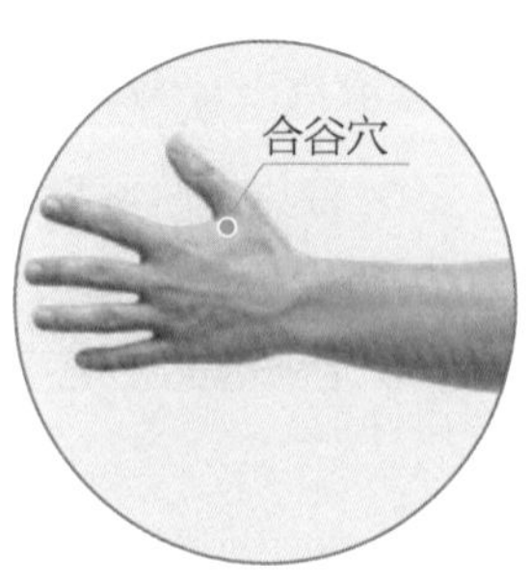

取穴：位于第一、第二掌骨之间，约当第二掌骨之中点。

按摩：采用掐按法掐按合谷穴，用力掐按数十次，力度由轻到重。

胃脾大肠区反射区

取穴：位于手掌面，第一、第二掌骨之间的椭圆形区域。

按摩：采用指揉法按揉胃脾大肠区反射区1～2分钟，以局部酸痛为宜。

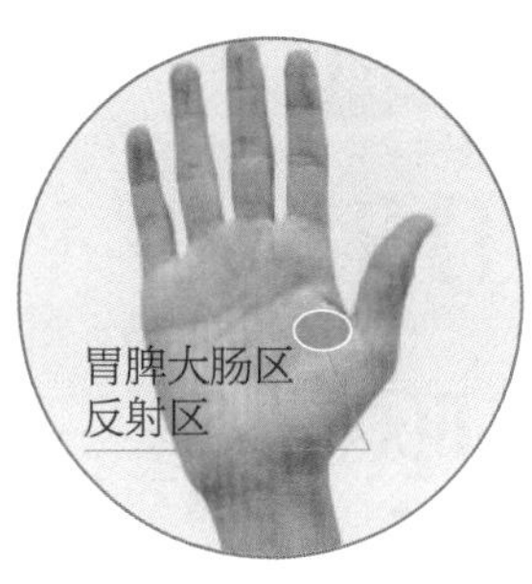

生活调理

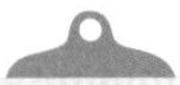

- 慢性胃炎患者最重要的是保护胃黏膜，具有此功效的中药材和食材有南瓜、酸奶、车前草、蒲公英、甘草、黄芪、党参、白术、大黄、丹参、川芎、人参、茯苓、青皮等。
- 宜食具有温胃止痛、暖胃散寒作用的食物，如糯米、西谷米、红枣、饴糖、菱角、山药、扁豆、花生、番薯、牛肉、牛肚、羊肉、羊肚、鸡肉、黄鳝、蚶、鲫鱼、大麦、樱桃、香菇、猴头菇等。
- 慎食难消化、辛辣刺激、性凉生冷的食物，如洋葱、柿子、槟榔、荸荠、苦瓜、豆蔻、蚕豆、胡椒、大蒜、薄荷、螺蛳、芥菜、辣椒、花椒、茴香等。
- 慢性胃炎患者进食的食物应营养丰富而又易于消化，进食时应细嚼慢咽，和唾液充分混合。进食要定量和少食多餐，生活作息要有规律，避免在情绪紧张、愤怒、抑郁、过分疲劳时勉强进食。
- 如病人突然出现大量呕血或黑粪，且有冷汗和脉速、血压波动，应立即送医院诊治。

09

呕吐

呕吐俗称反胃、恶心，是由于胃和肠道内容物（食糜）受到强力挤压经过食道由口腔吐出的动作。可分为三个阶段，即恶心、干呕和呕吐，但有些呕吐可无恶心或干呕的先兆。呕吐可将咽入胃内的有害物质吐出，是机体的一种防御反射，有一定的保护作用，但大多数并非由此引起，且频繁而剧烈的呕吐可引起脱水、电解质紊乱等并发症。

脉象辨证型

脉濡数——脾胃虚弱型

饮食稍有不慎，即易呕吐，时作时止，胃纳不佳，食入难化，脘腹痞闷，口淡不渴，面白少华，倦怠乏力，大便溏薄。舌质淡，舌苔白。

脉弦——肝气犯胃型

症见呕吐吞酸，嗳气频作，胸胁胀满，烦闷不舒，每因情志不遂而呕吐吞酸更甚。舌边质红，苔薄腻。

脉滑实——饮食停滞型

症见呕吐酸腐，脘腹胀满，嗳气畏食，大便溏或结，气味恶臭。舌质淡，苔厚腻。

穴位疗法

中脘穴

取穴：位于上腹部，当前正中线上，脐中上4寸。

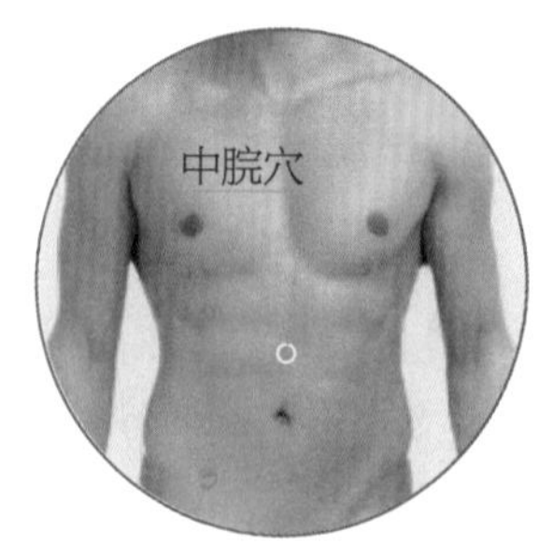

按摩：平躺，用拇指或中指按压相关穴位半分钟，然后顺时针方向按摩约2分钟。

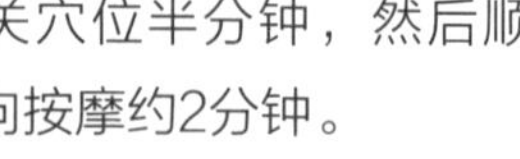

神阙穴

取穴： 位于肚脐，在肚脐中央。

按摩： 患者平躺，用拇指或中指按压相关穴位半分钟，然后顺时针方向按摩约2分钟，局部感到酸胀为佳。

天枢穴

取穴： 位于腹部，横平脐中，前正中线旁开2寸。

按摩： 患者平躺，用拇指或中指按压相关穴位半分钟，然后顺时针方向按摩约2分钟，局部感到酸胀为佳。

脾俞穴

取穴： 位于背部，脊柱区第十一胸椎棘突下。

按摩： 患者平躺，用拇指或中指按压相关穴位半分钟，然后顺时针方向按摩约2分钟，局部感到酸胀为佳。

生活调理

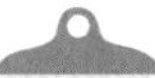

- 采取少量多餐的进食原则，饮食宜清淡、易消化。忌食肥甘厚味以及辛辣刺激性食物，如肥肉、辣椒、胡椒等。忌食生硬、难消化的食物，如糯米饭、玉米、坚果等。
- 避免风寒暑湿之邪或秽浊之气的侵袭，避免精神刺激。呕吐剧烈者应到医院就诊。

10 便秘

便秘是临床常见的复杂症状，而不是一种疾病，主要是指排便次数减少、粪便量减少、粪便干结、排便费力等。上述症状同时存在2种以上时，可诊断为症状性便秘。通常以排便频率减少为主，一般每2~3天或更长时间排便一次（或每周<少于3次）即为便秘。

饮食习惯不良或过分偏食者，应纠正不良习惯和调整饮食内容，增加含纤维素较多的蔬菜和水果，适当摄取粗糙而多渣的杂粮，如薯类、玉米、大麦等。油脂类的食物、凉开水、蜂蜜均有助于便秘的预防和治疗，多饮水，多食富含B族维生素及润肠的食物，如粗粮、豆类、银耳等，炒菜时适当增加烹调油等有助于便秘的缓解。忌酒、浓茶、辣椒、咖啡等食物。

脉象辨证型

脉滑数——肠胃积热型

大便干结，腹胀腹痛，面红身热，口干口臭，心烦不安，小便短赤。舌质红，苔黄燥。

脉细数——阴虚肠燥型

症见大便干结，如同羊屎状，形体消瘦，头晕耳鸣，两颧红赤，心烦少寐，潮热盗汗，腰膝酸软。舌质红，少苔。

脉弦——气机郁滞型

症见大便干结，或不甚干结，欲便不得出，或便而不爽，肠鸣腹胀，胸胁满闷，嗳气频作，食少纳呆。舌质淡，苔薄腻。

穴位疗法

气海穴

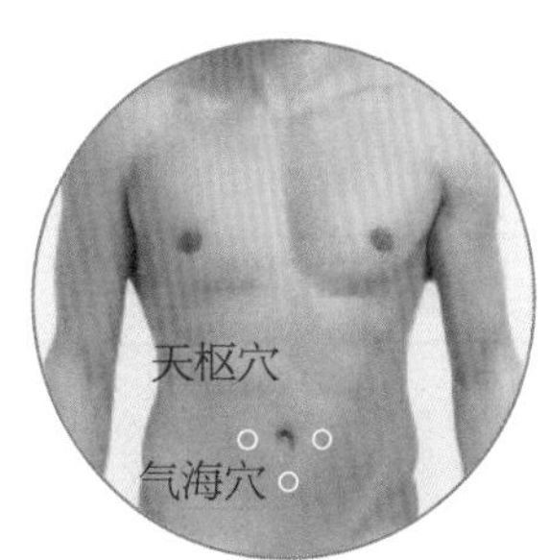

取穴：位于下腹部，前正中线上，当脐中下1.5寸。

按摩：食指、中指、无名指并拢，力度轻柔，环形按揉气海穴。

天枢穴

取穴：位于腹中部，距脐中2寸。

按摩：将食指、中指放于天枢穴上做双指按揉。

大肠俞穴

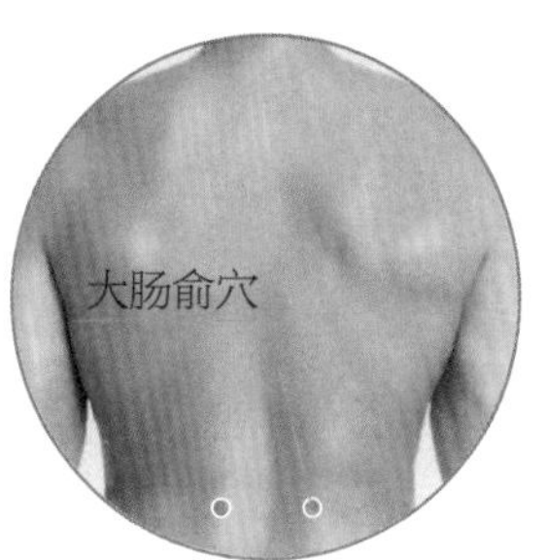

取穴：位于腰部，当第四腰椎棘突下，旁开1.5寸。

按摩：用拇指指腹揉按大肠俞穴，以皮肤潮红发热为佳。

合谷穴

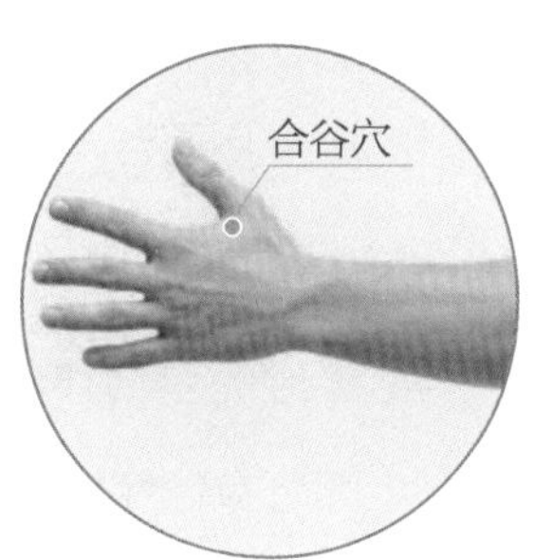

取穴：位于第一、第二掌骨之间，约当第二掌骨之中点。

按摩：采用掐按法掐按合谷穴，用力掐按数十次，力度由浅到深。

劳宫穴

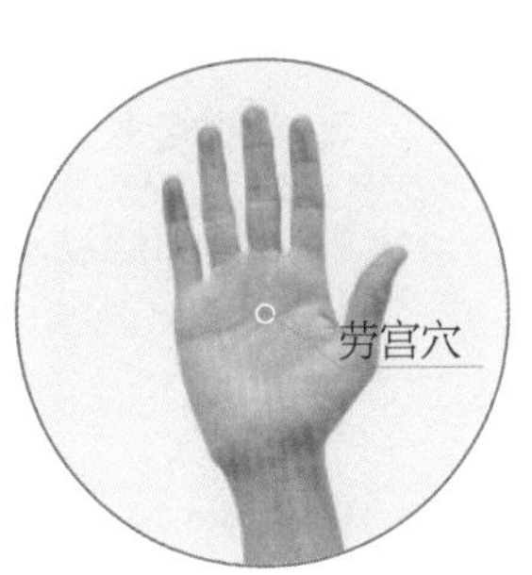

取穴：位于掌区，平第三掌指关节近端，第二、第三掌骨之间偏于第三掌骨。

按摩：采用揉按法揉按劳宫穴2～3分钟，以局部有酸胀感为宜。

胃脾大肠区反射区

取穴：位于手掌面，第一、第二掌骨之间的椭圆形区域。

按摩：采用指按法按压胃脾大肠区反射区1～2分钟。

胃脾大肠区
反射区

生活调理

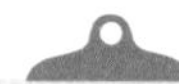

- 应选择具有润肠通便作用的食物，常吃含粗纤维丰富的各种蔬菜水果，如番薯、芝麻、南瓜、芋头、香蕉、桑葚、杨梅、甘蔗、韭菜、苋菜、空心菜、落葵、茼蒿、青菜、甜菜、萝卜、梨、无花果、苹果等。
- 多吃富含B族维生素的食物，如土豆、香蕉、菠菜等。
- 忌食辛辣温燥、性涩收敛的食物，以及爆炒煎炸、伤阴助火的食物，如芡实、莲子、栗子、高粱、豇豆、炒蚕豆、炒花生、炒黄豆、胡椒、辣椒、茴香、豆蔻、肉桂、白酒等。
- 患者仰卧于床上，用右手或双手叠加按于腹部，按顺时针做环形而有节律的抚摸，力量适度，动作流畅，按3～5分钟，即可有效缓解便秘症状。
- 患者应养成每日定时排便的习惯，加强锻炼，忌久坐不活动。避免长期服用泻药和灌肠，否则易导致肠胃对药物的依赖，肠道蠕动功能减弱，形成习惯性便秘。

11 腹泻

腹泻是以排便次数增多，粪便稀薄，甚至泻出如水样的大便为主要表现或含未消化食物或脓血、黏液。本证包含了现代医学的急、慢性肠炎，消化不良，胃肠型感冒，胃肠神经功能紊乱等疾病。其病理因素主要是湿，主病之脏主要在脾，多由脾胃运化功能失职，湿邪内盛所致。常伴有排便急迫感、肛门不适、失禁等症状。

脉象辨证型

脉浮——寒湿型

寒湿较盛，则泻下清稀，甚至如水样；湿邪阻滞肠胃气机，则伴有腹痛肠鸣；若脾胃偏于虚弱，则伴有食少，易于倦怠，稍有活动即感劳累，月经量少色淡。

脉滑数或濡数——湿热型

若热邪甚于湿邪，则腹痛即泻，泻下急迫，势如水注，湿热之邪相对较弱，则泻后不爽，粪色黄褐而有恶臭；热在下焦，小肠湿热，则小便短赤；大肠湿热，则肛门灼热；若热势向上蔓延，则伴有烦热口渴。舌红，苔黄腻。

脉沉细而弱——脾胃虚寒型

症见腹部隐痛，喜温喜按，大便无腥臭，肛门坠胀，便后更甚，形寒畏冷，四肢不温，食少神疲，腰膝酸软。舌质淡，苔薄白。

穴位疗法

合谷穴

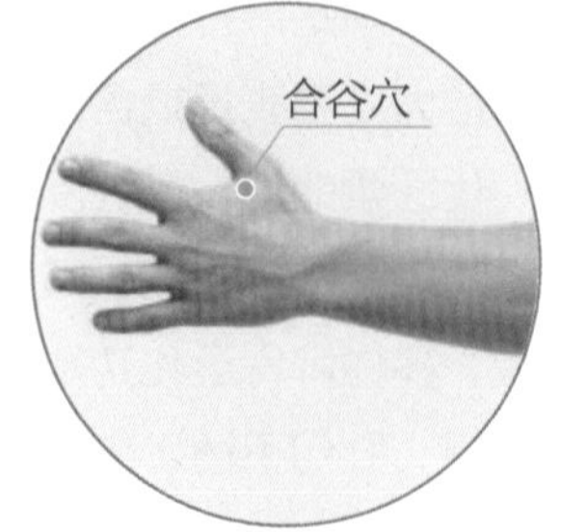

取穴： 位于第一、第二掌骨之间，约当第二掌骨之中点。

按摩： 采用掐按法掐按合谷穴，用力掐按数十次，力度由轻到重。

手三里穴

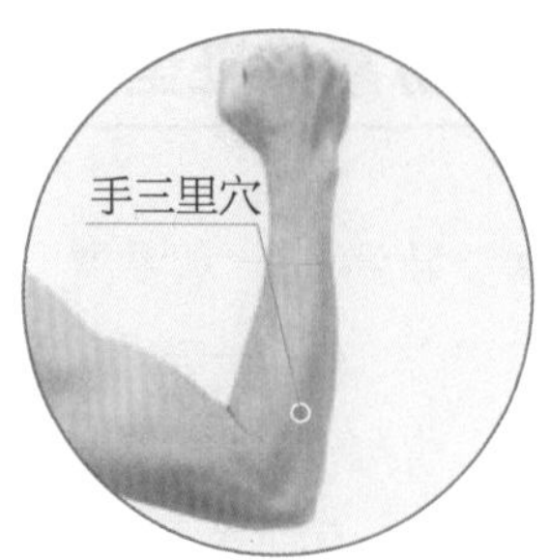

取穴： 位于前臂背面桡侧，当阳溪与曲池连线上，肘横纹下2寸。

按摩： 采用揉按法揉按手三里穴2～3分钟，以局部有酸胀感为宜。

小肠反射区

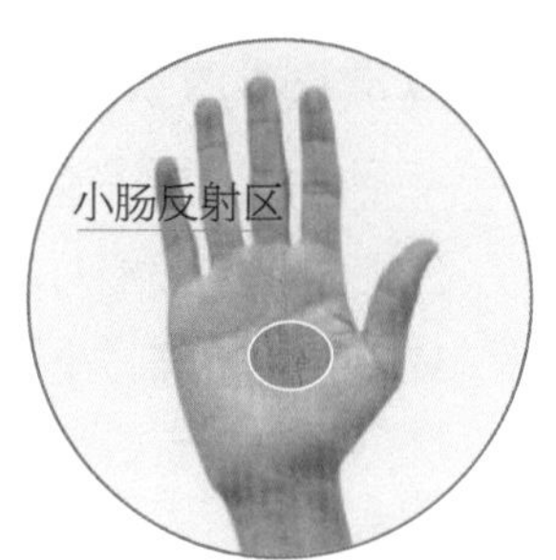

取穴： 位于双手掌心中部凹陷处，各结肠各反射区所包围的区域。

按摩： 采用指揉法按揉小肠反射区1～2分钟，以局部酸痛为宜。

生活调理

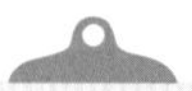

- 注意饮食卫生，不暴饮暴食，不吃腐败变质食物，不喝生水、冷水等；泄泻病人饮食要清淡易消化，不宜吃甜、冷、肥腻的食物；某些食物进食后会引起泄泻，应忌食。
- 慢性泄泻病人应加强体育锻炼，以增强体质，如体操、太极拳、健身气功等。

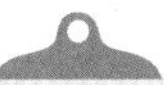

- 急性腹泻者宜多食马齿苋、大蒜、荸荠、苋菜、丝瓜、藿香、砂仁等清热解毒、消炎杀菌、化湿止泻的食物。
- 慢性腹泻多因脾肾气虚引起，因此饮食宜多食补脾肾之气的食物，如芡实、莲子、扁豆、鲫鱼、猪肚、猪肠、薏米等。
- 忌食具有通便功效的食物和药物，如杏仁、香蕉、大黄等。
- 忌生冷不洁食物，忌烟、酒、辣椒等辛辣刺激性食物，肠胃敏感者忌食海鲜虾蟹类食物。
- 成人轻度腹泻，可控制饮食，禁食牛奶、肥腻或渣多的食物，给予清淡、易消化的半流质食物。
- 小儿轻度腹泻，婴儿可继续母乳喂养。患儿年龄在6个月以上，给已经习惯的平常饮食，选用粥、面条或烂饭，加些蔬菜、鱼或肉末等。

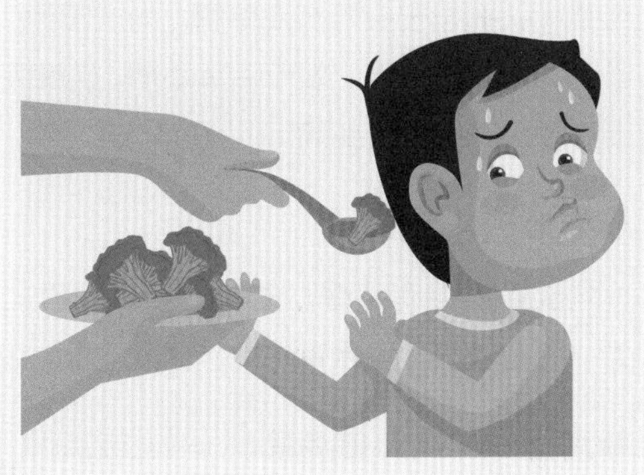

12

头痛

头痛是临床常见的症状，通常将局限于头颅上半部，包括眉弓、耳轮上缘和枕外隆突连线以上部位的疼痛统称头痛。头痛病因繁多，神经痛、颅内感染、颅内占位病变、脑血管疾病、颅外头面部疾病，以及全身疾病如急性感染、中毒等均可导致头痛。发病年龄常见于青年、中年和老年。

头痛患者应减少进食巧克力、乳酪、酒、咖啡、茶叶等易诱发疼痛的食物。同时饮食应清淡，忌辛辣刺激、生冷的食物，头痛发作期应禁食火腿、干奶酪、保存过久的野味等。

脉象辨证型

脉沉弦有力——肝阳上亢型（实证）

由于气血随肝阳上冲头目则有头掣痛，目赤或两目干涩，易迎风流泪，烦躁、易怒，面部烘热，或兼有胁肋痛。另外，头痛有病在脏腑、阴阳、气血，也有病在经络。头痛发于头两侧或单侧，为少阳经头痛；发于前额，为阳明经头痛；发于后头项部，为太阳经头痛；发于巅顶，为厥阴经头痛。

脉细弱——虚证

头隐痛伴有头晕，时发时止，劳累加重，气短乏力，面色淡白，可伴有心悸、食欲不振。舌淡，苔薄。

脉濡滑——风湿犯头型

头痛如裹，肢体困重，胸闷纳呆，小便不利，大便溏薄。舌质淡，苔白腻。

穴位疗法

头维穴

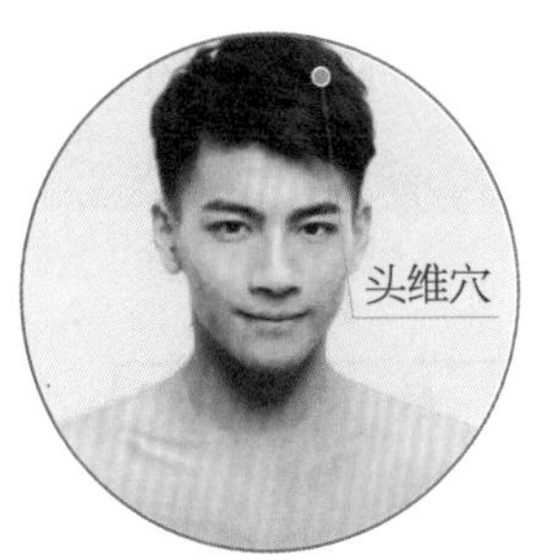

取穴： 位于头侧部，当额角发际上0.5寸，头正中线旁开4.5寸。

按摩： 将拇指指尖放于头维穴上，力度由轻渐重地揉按。

印堂穴

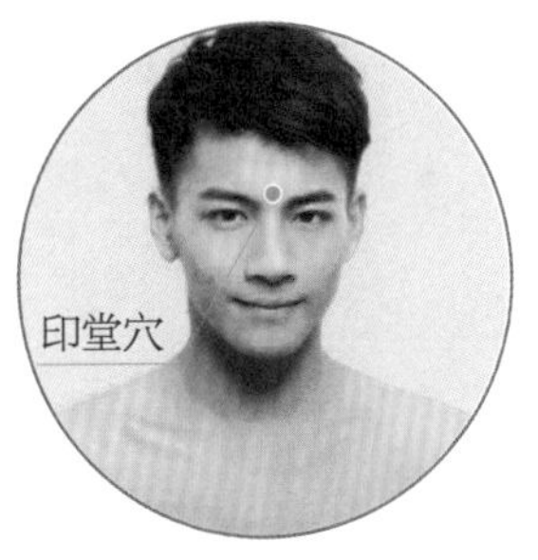

取穴： 位于额部，当两眉头之中间。

按摩： 食指与中指紧并，从鼻梁向额头方向推揉印堂穴。

百会穴

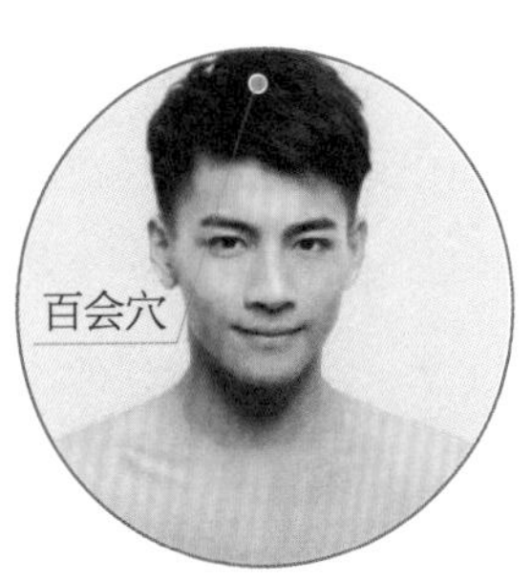

取穴： 位于头部，当前发际正中直上5寸，或两耳尖连线的中点处。

按摩： 将拇指放于百会穴上，以顺时针和逆时针方向揉按。

合谷穴

取穴： 位于第一、第二掌骨之间，约当第二掌骨之中点。

按摩： 采用掐按法掐按合谷穴，用力掐按数十次，力度由浅到深。

列缺穴

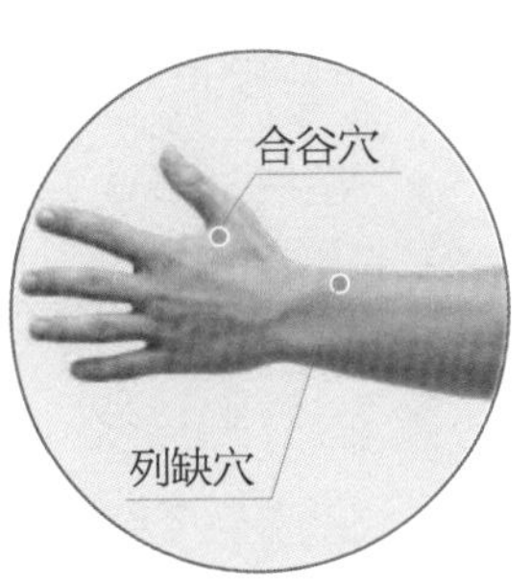

取穴： 位于前臂桡侧缘，桡骨茎突上方，腕横纹上1.5寸。

按摩： 采用揉按法揉按列缺穴100～200次，以局部有酸胀感为宜。

大脑反射区

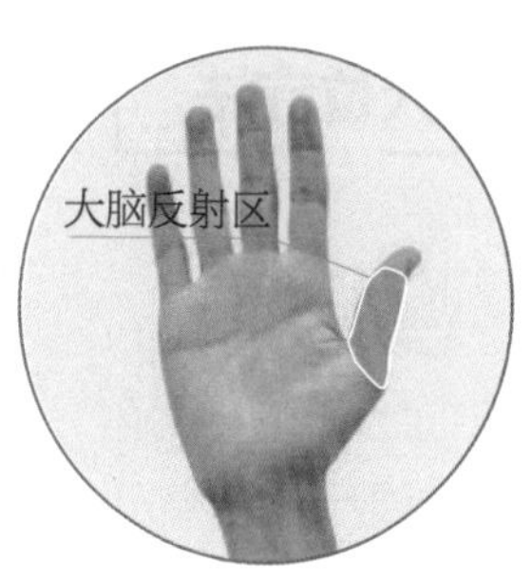

取穴： 位于双手掌面拇指指腹全部。

按摩： 采用指揉法按揉大脑反射区1～2分钟，以局部酸痛为宜。

生活调理

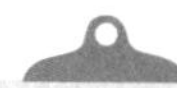

- 多吃一些高纤维的蔬菜和水果，以补充人体所必需的营养素。
- 痰浊型以及肝阳型头痛患者应注意饮食调节，克服偏食习惯，减少脂肪含量过多的食物，如肥肉、动物内脏、油炸食物等。
- 血虚型头痛的患者应多食补益气血的食物，如红枣、桂圆、阿胶、猪心、猪肝等。
- 忌暴饮暴食，以免损伤脾胃，要尽量避免易诱发头痛的食物，如咖啡、茶、可乐以及含酒精的饮料等。
- 经常进行头部按摩，或者每天早上坚持用梳子梳头，注意要按照由下而上的顺序进行梳理，一方面可以疏通头部经络中的气血，另一方面也可以疏散局部的热邪，以达到清热止痛的目的。
- 在气候多变无常的季节，要适应天气的变化随时添加衣服，避免受风受寒，诱发或加重头痛。
- 忌睡眠过多。应保证充足的睡眠，但也要避免睡过多，以免睡醒后反而出现头痛症状。

13 神经衰弱

神经衰弱属于心理疾病，是精神容易兴奋和脑力容易疲乏，常有情绪烦恼和心理、生理症状的神经症性障碍。主要临床症状有：注意力不集中，没有持久性，记忆力减退，失眠，不易入睡，入睡后多梦，头昏脑涨。病情加重时可见强光和大声刺激后出现头痛、眼花、耳鸣、腰酸背痛、心慌、气短、食欲不振等症状。

脉象辨证型

- **脉弦而数——肝火扰心型**

  失眠多梦，性情急躁易怒，不思饮食，口渴喜饮，目赤口苦，小便黄赤，大便秘结。舌红苔黄。

- **脉滑数——痰热扰心型**

  失眠，头部有沉重感，痰多胸闷，不欲饮食，吞酸恶心，心烦口苦，目眩。苔黄腻。

- **脉细弱——心脾两虚型**

  失眠多梦，心悸，眩晕，健忘，食少，大便稀溏，倦怠乏力，面色苍白或萎黄无华。舌淡苔薄。

- **脉细数——心肾不交型**

  心烦失眠、头晕头痛、心悸、健忘，伴有耳鸣、腰膝酸软、五心烦热、口干。舌红少苔。

- **脉弦细——心胆气虚型**

  失眠多梦，易惊醒，胆怯心悸，遇事善惊，气短倦怠，小便清长。舌质淡。

穴位疗法

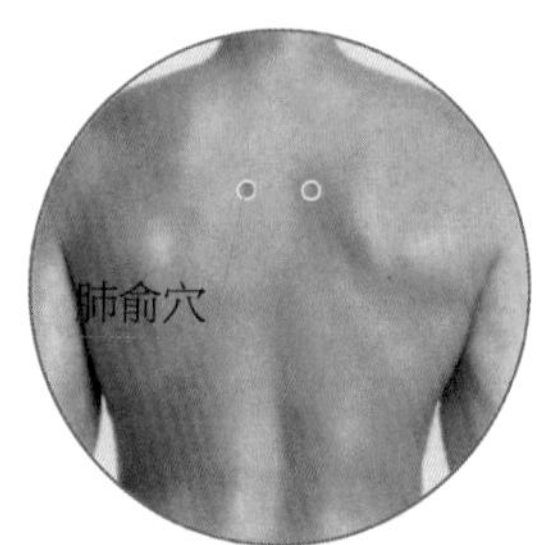

肺俞穴

取穴：位于背部，当第三胸椎棘突下，旁开1.5寸。

按摩：双手拇指自上而下推拿肺俞穴。

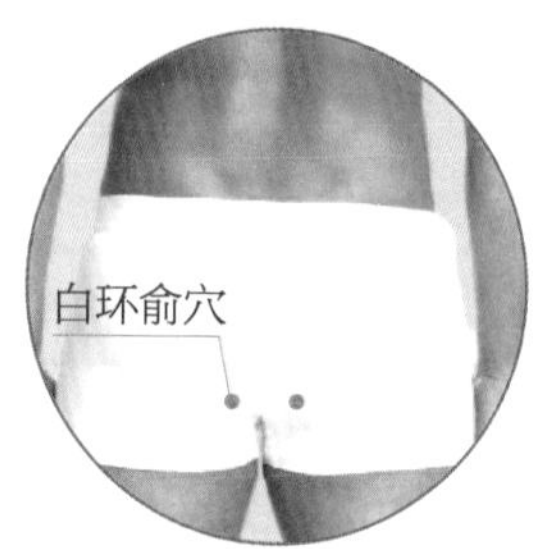

白环俞穴

取穴：位于骶部，当骶正中嵴旁1.5寸，平第四骶后孔。

按摩：用手掌自上而下推拿白环俞穴。

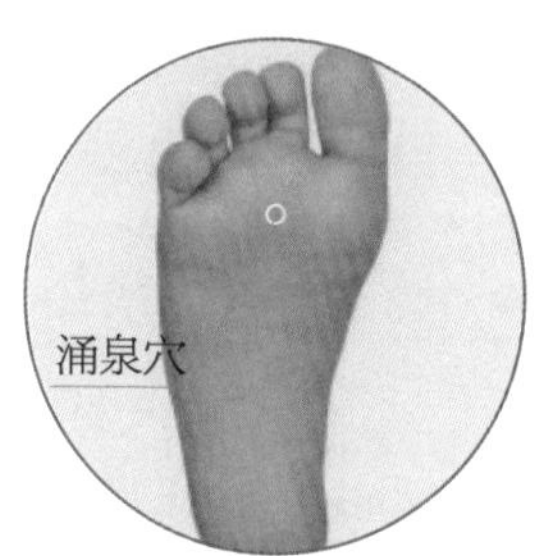

涌泉穴

取穴：位于足底部，蜷足时足前部凹陷处，约当足底二、三趾趾缝纹头端与足跟连线的前1/3与后2/3交点上。

按摩：用手掌来回搓擦涌泉穴，以有热感为度。

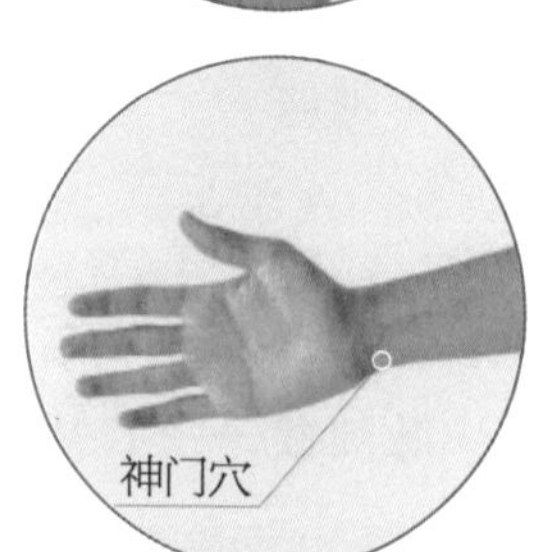

神门穴

取穴：位于腕部，腕掌侧横纹尺侧端，尺侧腕屈肌肌腱的桡侧凹陷处。

按摩：采用指揉法按揉神门穴1～2分钟，以局部酸痛为宜。

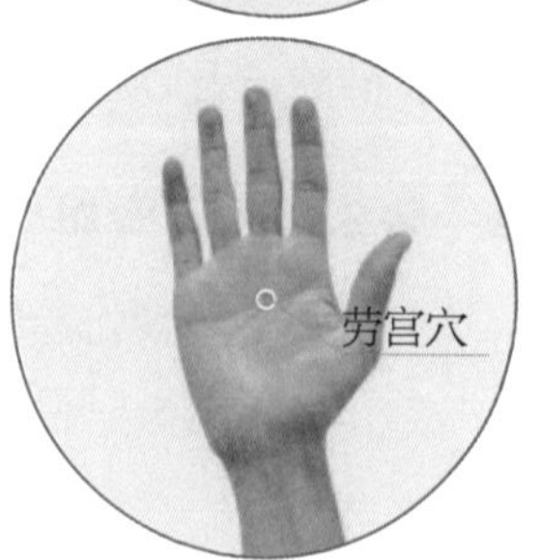

劳宫穴

取穴：位于掌区，平第三掌指关节近端，第二、第三掌骨之间偏于第三掌骨。

按摩：采用揉按法揉按劳宫穴2～3分钟，以局部有酸胀感为宜。

小脑－脑干反射区

取穴：位于双手掌面，拇指指腹尺侧，即拇指末节指骨近心端1/2尺侧缘。

按摩：采用指揉法揉按小脑-脑干反射区1～2分钟。

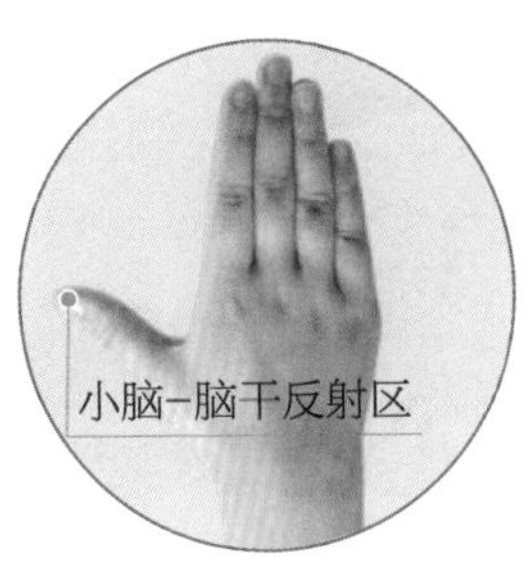

生活调理

- 饮食宜清淡，并做到营养均衡，多食富含维生素C的食物。
- 营养障碍时也会出现神经衰弱的一些症状，因此要多食对大脑有益的食物，如坚果类、豆类、贝类、鱼类、虾、奶类、蛋类、动物脑等。
- 应减少茶和咖啡的摄入，尤其在睡前要绝对禁止，因为这些食物会影响睡眠质量。
- 忌食辛辣食物、油炸食品，忌烟酒。少吃肥腻、难消化的食物，如烤鸭、香肠、肥肉等。
- 学会自我调节，加强自身修养，以适当方式宣泄自己内心的不快和抑郁，以解除心理压抑和精神紧张。
- 正确认识自己，尽量避免做一些力所不及的事情，培养豁达开朗的性格。
- 老年神经衰弱往往表现比较复杂，并可能伴有其他老年人常见疾病。因此，如果出现老年神经衰弱的症状表现，一定要尽快上医院检查，请求医生的帮助。

14 心悸

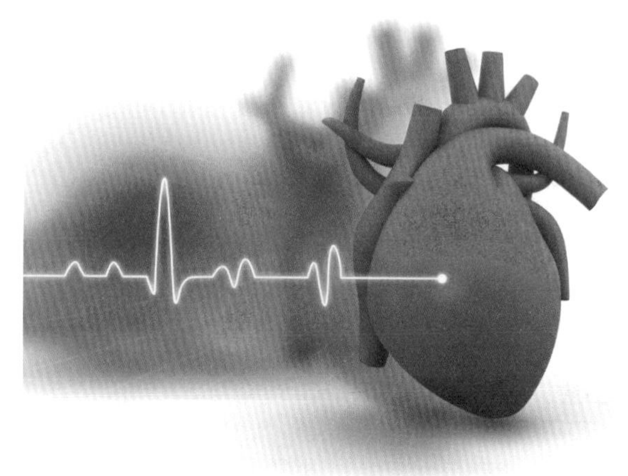

心悸也就是通常所说的心慌，患者自觉心跳或心慌，常伴有心前区不适。任何引起心律、心率或者心肌收缩力改变的因素都可以引起心悸。心脏活动过度或失常、神经敏感、心律失常、焦虑、紧张等也能引起心悸。

脉象辨证型

- **脉细弱而结代——心脾两虚型**

  症见心悸气短，头晕目眩，面色无华，神疲乏力，纳呆食少，腹胀便溏，多梦少寐，健忘。舌质淡红。

- **脉虚而促或结代——心阳不振型**

  症见心悸不安，胸闷气短，动则尤甚，面色苍白，形寒肢冷。舌质淡，苔白。

- **脉涩或结或代——心血瘀阻型**

  多见心悸不安，胸闷不适，心痛时作，胸闷烦躁，少寐多梦，口干口苦，大便秘结，小便短赤。舌质红，苔黄腻。

穴位疗法

心俞穴

取穴：位于第五胸椎棘突下，旁开1.5寸。

艾灸：艾条温和灸20分钟，灸至皮肤灼热为度，每日1次，10次为1个疗程。

脾俞穴

取穴：位于背部，第十一胸椎棘突下。

艾灸：艾条温和灸20分钟，灸至皮肤灼热为度，每日1次，10次为1个疗程。

郄门穴

取穴：在前臂掌侧，腕横纹上5寸。

艾灸：艾条温和灸20分钟，灸至皮肤灼热为度，每日1次，10次为1个疗程。

生活调理

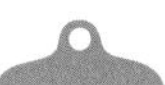

- 一定要控制情绪，少生气。注意休息，少房事。
- 少进食咸、辣食物和酒、烟、浓茶、咖啡等。
- 适当参加体育锻炼，如散步、太极拳、体操、健身气功等。
- 贫血引起的心悸患者应常吃富含营养和高蛋白、多维生素、含丰富无机盐的饮食，以助于恢复造血功能，缓解心悸。
- 可常服用养心安神的药材和食材，如莲子、百合、龙眼肉、小米、酸枣仁、柏子仁、合欢皮、茯神等，可缓解心悸。

15 失眠

失眠，中医称之为“不寐”或“不得眠”，是指不能获得正常睡眠的一类病症，主要表现为睡眠时间、深度的不足，轻者入睡困难，或寐而不酣，或时寐时醒，或醒后不能再寐，重则彻夜不寐。

有心脏疾患的人，最好多右侧卧，以免造成心脏受压而增加发病概率；脑部因血压高而疼痛者，应适当垫高枕位；肺系病人除垫高枕头外，还要经常改换睡侧，以利痰涎排出；胃部胀满和肝胆系疾病者，以右侧位睡眠为宜；四肢有疼痛处者，应避免压迫痛处而卧。总之，选择舒适、有利于病情的睡姿，有助于安睡。

脉象辨证型

脉细而数——阴虚火旺型

症见心中烦躁，难以入睡，失眠，多梦。舌红，舌体尖小，少苔。

脉弦涩——气血两虚型

长期的劳思劳力导致心血不足，心神失于濡养，则入夜难于入睡，多梦易醒；心肌供血不足，则有心跳加剧、心慌不安；若脾胃虚弱，则有食少、神疲易倦怠、面色少华等。舌质淡红，苔薄白。

脉滑数——痰热内扰型

胸闷心烦不寐，泛恶，嗳气，并伴见头重目眩、口苦。舌质红，苔黄腻。

穴位疗法

印堂穴

取穴：位于额部，当两眉头之中间。

按摩：将食指、中指并拢点按印堂穴，以有酸胀感为度。

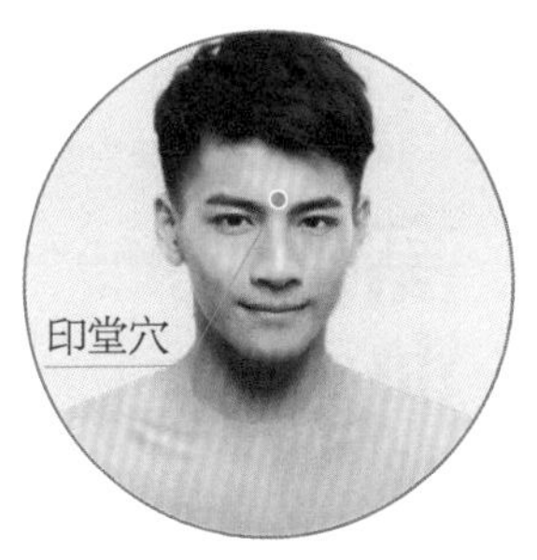

太阳穴

取穴：位于颞部，当眉梢与目外眦之间，向后约一横指的凹陷处。

按摩：将拇指指尖放于太阳穴上，力度由轻渐重地揉按。

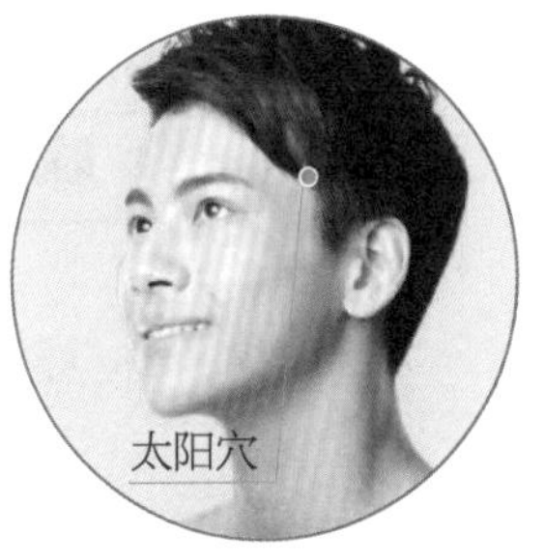

神门穴

取穴：位于腕部，腕掌侧横纹尺侧端，尺侧腕屈肌肌腱的桡侧凹陷处。

按摩：采用指揉法按揉神门穴1～2分钟。

内关穴

取穴： 位于前侧掌侧，腕横纹上2寸。

按摩：稍用力揉按内关穴3～5分钟。

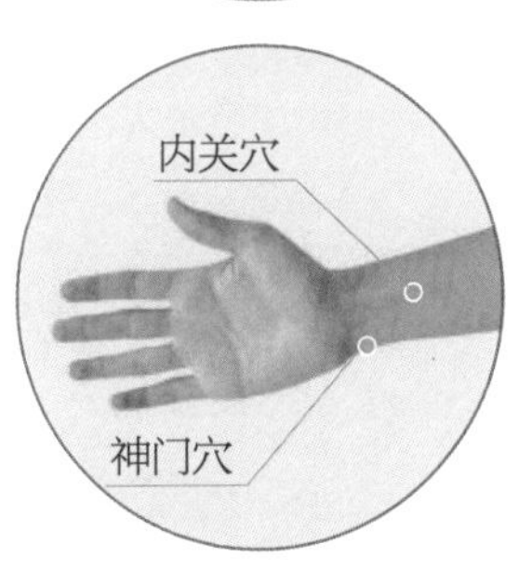

生活调理

- 建议关上窗户睡觉。
- 多吃蔬菜水果，多吃补脑安神的食品，如小米、红枣、核桃、牛奶、面条（加少许鸡肉或鱼肉）等。
- 睡前避免食用辛辣、油腻、含咖啡因的食物。睡前勿饮酒。

16 高血压

高血压患病率极高，并被称为人类健康的“隐形杀手”，可损害人体重要内脏器官，如心、脑、肾等，引发脑出血、脑梗死等严重疾病。世界卫生组织（WHO）提出，收缩压大于或等于140mmHg或舒张压大于或等于90mmHg即可诊断为高血压。原发性高血压病要尽早发现，尽早治疗。当平时出现头晕、头胀或头痛时，一定要及时测量血压，如果血压过高，则应及早就医。

脉象辨证型

脉数或弦数——肝火偏旺型

患者多性情急躁易动怒，怒则头痛、头晕，面红、目红，或有口干喜冷饮，口苦食饭不香，或食肥甘厚味，嗜酒抽烟，平素有便秘、尿黄的现象出现。舌红，苔黄。

脉细数——阴虚阳亢型

患者肝阳上亢，气血充斥头目则头痛头晕；肾开窍于耳，肾阴亏虚，耳目失于濡养则耳鸣、眼花；而腰为肾之府，腰府失养则腰酸腰痛；肾主骨生髓，肾亏则骨质失养疏松，膝关节疼痛，双腿绵软无力，所以有头重脚轻之症；舌红干、少津，苔少或无苔。

脉沉细无力——阴阳两虚型

患者可能有头晕、目花、腰膝酸软无力、面色苍白、心悸气短、神疲乏力、大便溏薄，男性则有阳痿遗精、四肢怕冷。舌质淡。

穴位疗法

百会穴

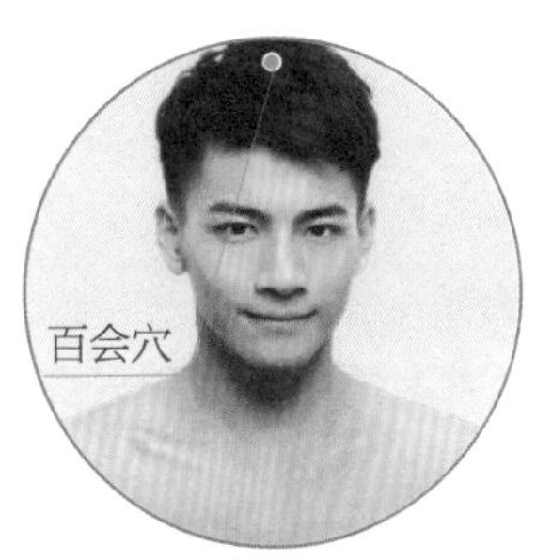

取穴：位于头部，当前发际正中直上5寸，或两耳尖连线的中点处。

按摩：用拇指指腹由轻渐重地按揉百会穴。

曲池穴

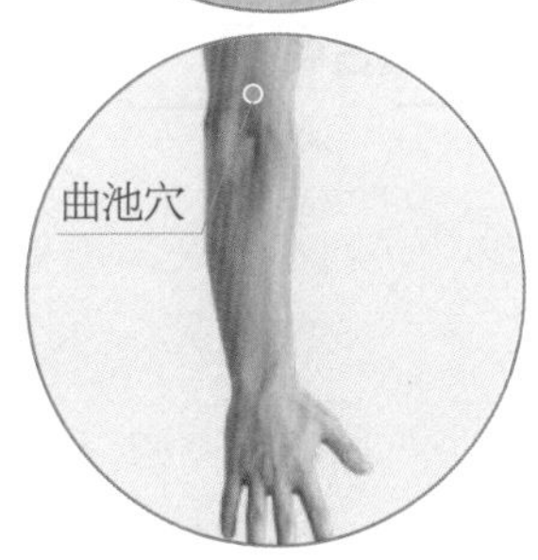

取穴：位于肘横纹外侧端，屈肘，当尺泽与肱骨外上髁连线中点。

按摩：将拇指指尖放于曲池穴上，由轻渐重地揉按。

神门穴

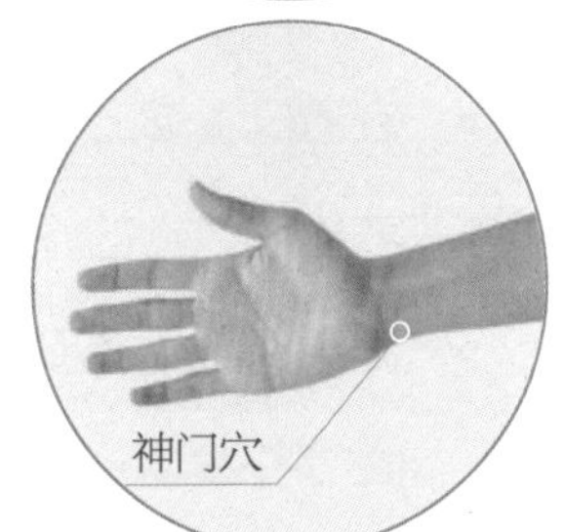

取穴：位于腕部，腕掌侧横纹尺侧端，尺侧腕屈肌肌腱的桡侧凹陷处。

按摩：将拇指指腹放于神门穴上按揉，其余四指附于腕关节处。

阳溪穴

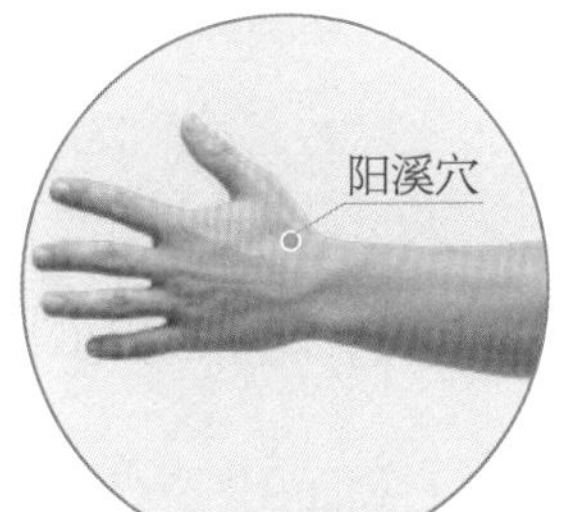

取穴：位于腕背横纹桡侧，当拇短伸肌肌腱与拇长伸肌肌腱之间的凹陷中。

按摩：采用揉按法揉按阳溪穴1～2分钟，以局部有酸胀感为宜。

阴郄穴

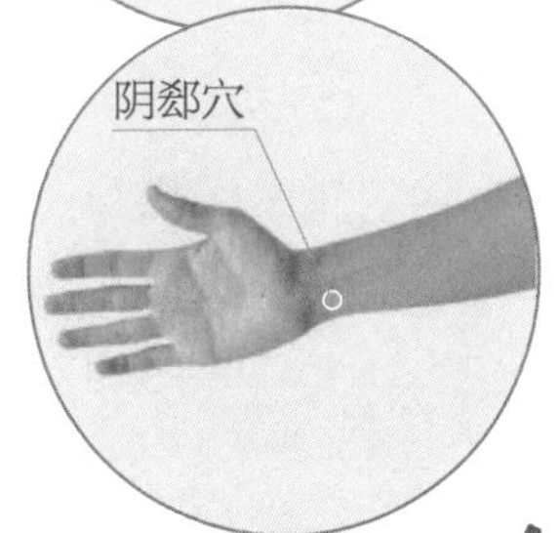

取穴：位于前臂掌侧，当尺侧腕屈肌肌腱的桡侧缘，腕横纹上0.5寸。

按摩：采用揉按法揉按阴郄穴1～2分钟，以局部有酸胀感为宜。

血压区反射区

取穴：位于双手手背，由第一、第二掌骨和阳溪穴所包围的区域，及食指近节指骨近端1/2的桡侧。

按摩：采用指揉法按揉血压区反射区1～2分钟。

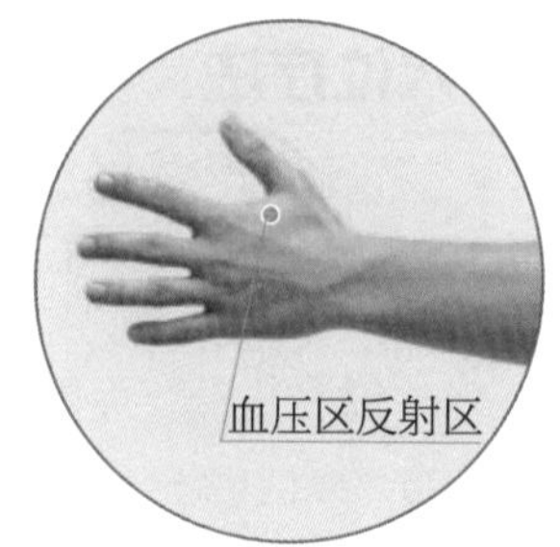

生活调理

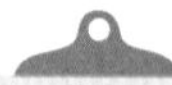

- 多食蔬菜、水果、鱼类等食物，保证充足的营养，少油少盐，少食肉类等高脂肪、高胆固醇食物。
- 白天多喝水，晚餐少吃，多吃易消化食物，还应配些汤类。
- 宜适量饮茶，可平衡血压、软化血管、降血脂、扩张冠状动脉。
- 养成睡午觉的好习惯，时间不宜过长，1～2小时即可。
- 睡前用热水泡脚，可以促进血液循环，预防动脉硬化、脑缺血等并发症。
- 宜逐渐降压，对无并发症的患者，要求使血压降至140/90mmHg左右。过度降压可使脑、心、肾供血不足，导致进一步缺血，轻者头晕，重者导致缺血性脑卒中和心肌梗死 。
- 保持大便通畅，一日一次。排便时勿用力屏气，以免血压升高而引发猝死。
- 老年人在洗热水浴时水温不能过高，时间也不能过长，以免发生虚脱。
- 防止情绪激动，要保持心情舒畅。

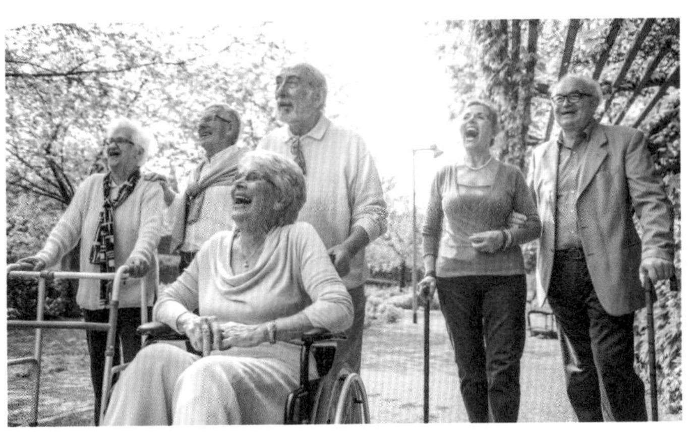

17 中风

中风是一种突然起病的脑血液循环障碍性疾病，又叫脑血管意外、脑卒中，是指脑血管疾病的病人因各种诱发因素引起脑内动脉狭窄、闭塞或破裂，而造成急性脑血液循环障碍，临床上表现为一次性或永久性脑功能障碍的症状和体征，具有极高的病死率和致残率，是世界上主要的致死性疾病之一。

脉象辨证型

脉弦滑——风痰瘀血型

症见半身不遂，口舌斜，不语，偏身麻木，头晕目眩。舌质黯淡，苔薄白或白腻。

脉沉细、细缓或细弦——气虚血瘀型

症见半身不遂，口舌斜，不语，偏身麻木，气短乏力，口角流口水，自汗，心悸不安，大便溏薄，手足肿胀。舌质淡，苔薄白或白腻。

脉细弦或细弦数——阴虚风动型

症见半身不遂，口眼㖞斜，偏身麻木，烦躁失眠，眩晕耳鸣，手足心热。舌质红或暗红，苔少或无苔。

穴位疗法

百会穴

取穴： 位于人体的头部，头顶正中心，两耳角直上连线的中点。

按摩： 患者取坐位，医者伸出拇指，其余四指半握拳，将拇指放于百会穴上，适当用力压揉1～2分钟。

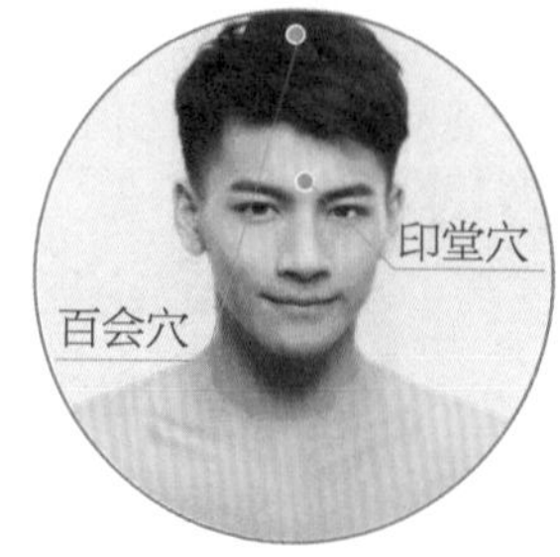

印堂穴

取穴： 位于人体的面部，两眉头连线中点。

按摩： 患者取仰卧位，医者伸出拇指，其余四指半握拳，将拇指放于印堂穴上，揉按50次。

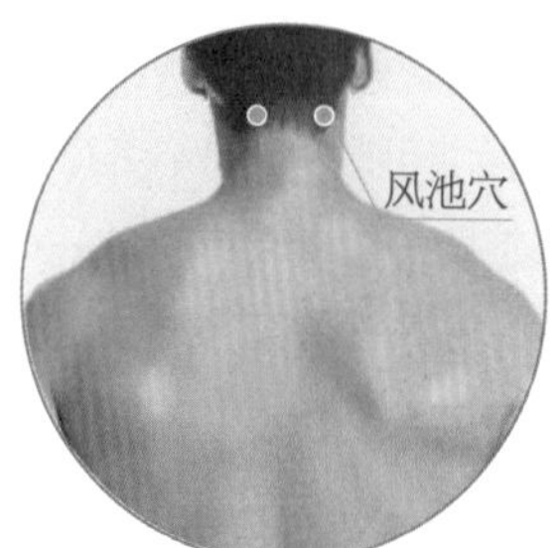

风池穴

取穴： 位于后颈部，后头骨下，与耳垂齐平，胸锁乳突肌与斜方肌上端之间的凹陷处。

按摩： 患者取坐位，低头，医者将双手拇指指尖放于两侧的风池穴上，双手其余四指附于患者同侧面部，以适当力度揉掐1～2分钟。

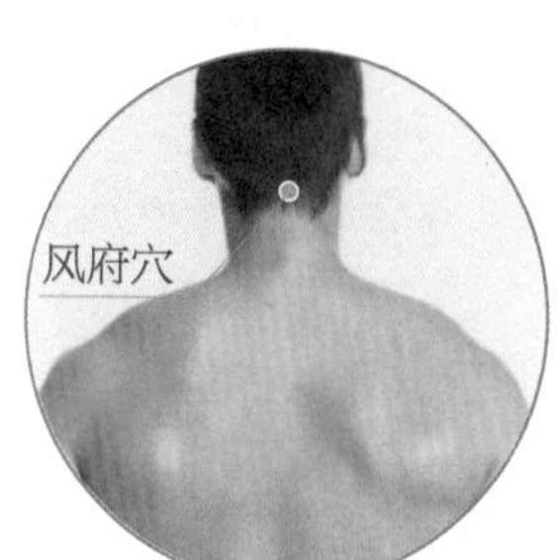

风府穴

取穴： 在项后正中入发际上1寸凹陷处。

按摩： 患者取坐位，低头，医者将右手食指与中指并拢放在风府穴上，环形揉按3分钟。

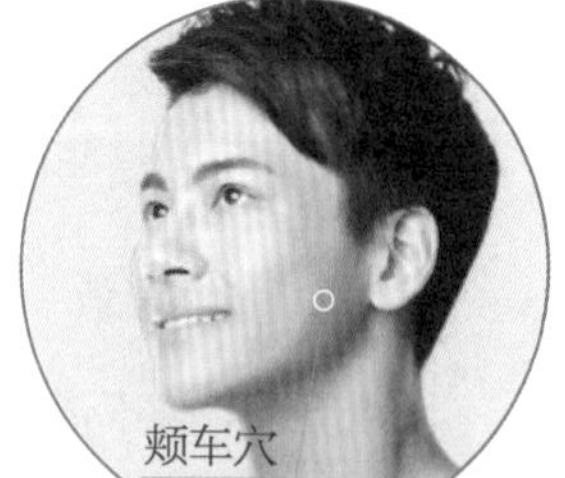

颊车穴

取穴： 位于面颊部，下颌角前上方约1横指（中指），当咀嚼时咬肌隆起，按之凹陷处。

按摩： 患者取仰卧位或坐位，医者双手食指与中

指并拢，顺时针方向按揉患者两侧颊车穴约2分钟。

合谷穴

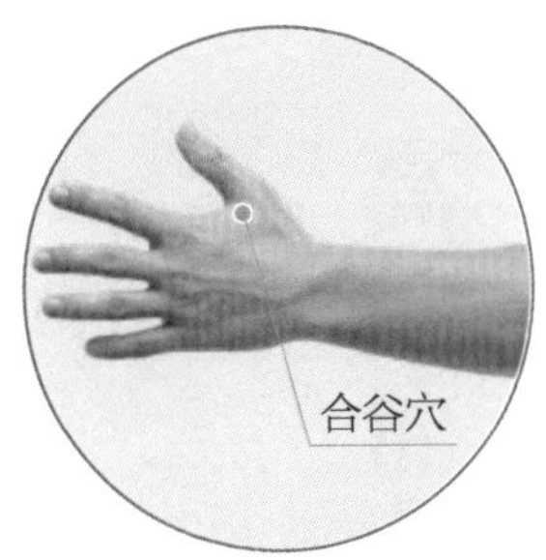

取穴： 第一、二掌骨之间，约当第二掌骨之中点。取穴时一手的拇指第一个关节横纹正对另一手的虎口边，拇指屈曲按下，指尖所指处就是合谷穴。

按摩： 患者取坐位或仰卧位，医者双手拇指放于患者两侧合谷穴上，其食指顶于掌面，由轻渐重地掐揉20~30次，以局部有酸胀感为宜。

委中穴

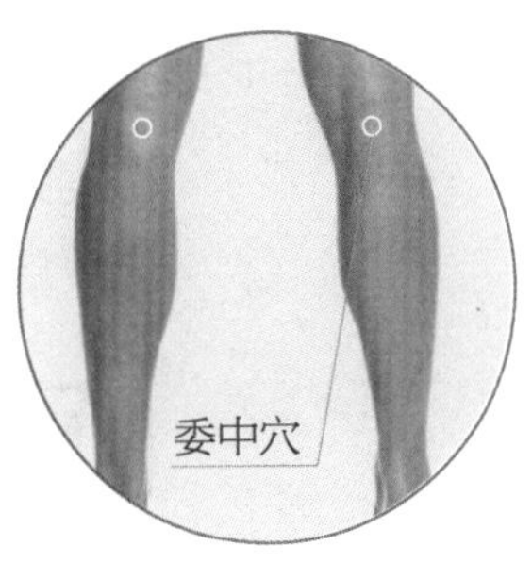

取穴： 位于腘横纹中点，当股二头肌肌腱与半腱肌肌腱的中间。

按摩： 患者取坐位，医者用拇指按于患侧委中穴，由轻渐重按揉30~40次。

生活调理

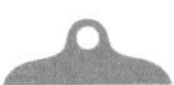

- 预防中风就要把中风的危险因素尽可能降到最低。控制高血压是预防中风的重点。
- 高血压患者要遵医嘱按时服用降压药物，有条件者最好每日测一次血压，特别是在调整降压药物阶段，要保持血压稳定。
- 要保持情绪平稳，少做或不做易引起情绪激动的事，如打牌、搓麻将、看体育比赛等。饮食须清淡有节制，戒烟酒，保持大便通畅。

18

高脂血症

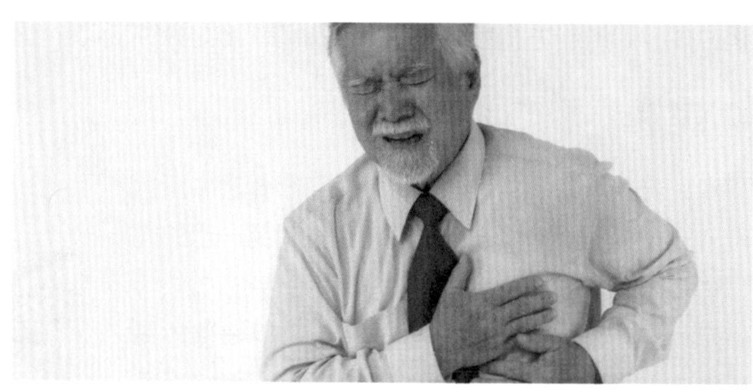

高脂血症属于中医的痰湿证范畴，发病原因一方面是由于日常嗜食肥甘厚味、嗜饮浓茶烈酒，经脾胃化生，形成痰湿膏脂，经脾胃运化、肺气宣发，流入皮下形成脂肪，流入脉管形成血脂；另一方面是由于情志不遂、肝郁气滞或思虑过度等因素导致脾胃损伤，脾失健运，痰湿积聚于皮下形成脂肪，积聚于脉管形成血脂。

脉象辨证型

脉细数或沉细无力——肾阴阳两虚型

肾阳亏虚可致脾失健运、痰浊内蕴，继而发病，症见腰膝酸软冷痛、畏寒肢冷、神疲乏力等，舌淡苔白；肾阴虚以腰膝酸软、眩晕耳鸣、失眠多梦、形体消瘦、潮热盗汗、五心烦热等为主症，舌红少苔或无苔。

脉弦滑——痰湿型

食少，不易饥饿，畏寒，形体偏胖，或易于倦怠，面色黯淡或苍白，口唇青紫或色淡，脘腹易胀满。

脉濡缓——湿阻中焦型

头晕，头重如裹，嗜睡乏力，周身重，口中黏腻，腹满腹胀，食少纳呆呕恶，大便不实或泄泻。舌淡或有齿痕，舌苔白腻。

穴位疗法

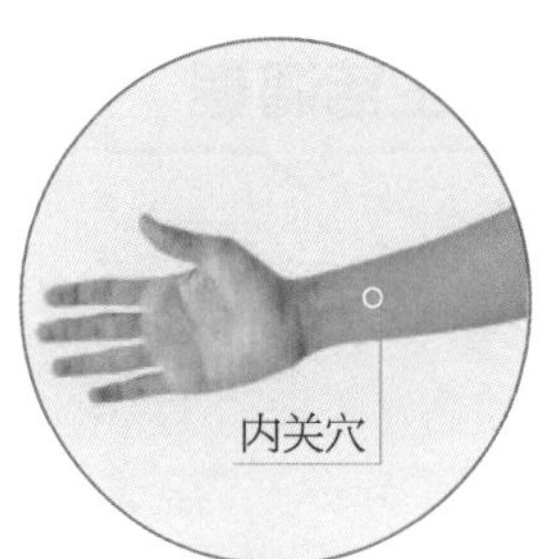

内关穴

取穴：位于前臂掌侧，当曲泽与大陵连线上，腕横纹上2寸。

按摩：采用揉按法稍用力揉按内关穴3～5分钟，以局部有酸痛感为宜。

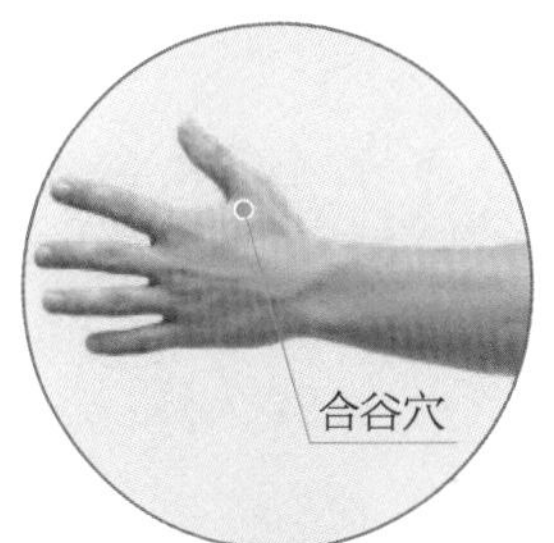

合谷穴

取穴：位于第一、二掌骨之间，约当第二掌骨之中点。

按摩：采用掐按法掐按合谷穴，用力掐按数十次，力度由轻到重。

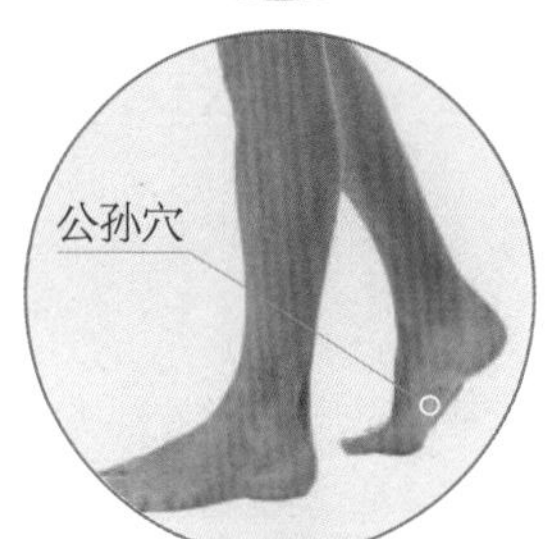

公孙穴

取穴：位于跖区，第一趾骨基底部的前下方赤白肉际处。

按摩：采用揉按法稍用力揉按公孙穴3～5分钟，以局部有酸痛感为宜。

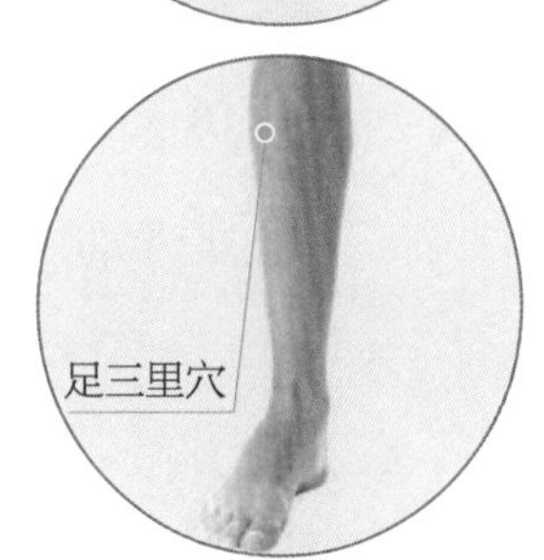

足三里穴

取穴：位于小腿前外侧，当犊鼻下3寸，距胫骨前缘一横指（中指）。

按摩：将拇指指尖放于足三里穴上，微用力压揉，以局部有酸胀感为宜。

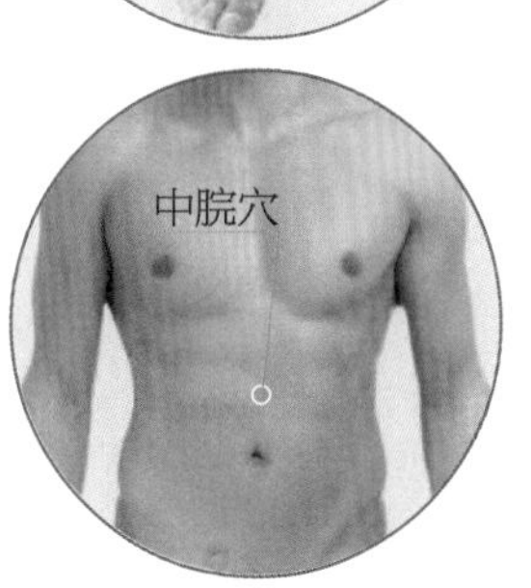

中脘穴

取穴：位于上腹部，前正中线上，当脐中上4寸。

按摩：右手掌置于中脘穴上，往返摩擦。

生活调理

- 饮食以清淡为宜，少吃咸食。吃盐过多会使血管硬化和血压升高，每天摄入盐应在5克以下。
- 宜多食含钾食物，钾能促进钠的排出而血压下降。含钾的食物有豆类、乳品、菌类及各种绿叶蔬菜，橘子、苹果、香蕉、梨、菠萝、猕猴桃、山楂、西瓜等水果。
- 改变做菜方式，做菜少放油，食用油宜用橄榄油和玉米油。尽量以蒸、煮、凉拌为主，少吃煎炸食品。
- 禁止饮酒，少食甜食，限制胆固醇及脂肪的摄入量，如肥肉、动物内脏、蛋黄等。
- 加强体力活动和体育锻炼，不仅能增加热量的消耗，而且可以增强机体代谢，提高体内某些酶的活性，有利于降低甘油三酯和血中胆固醇含量。
- 体重超标的患者应在医生指导下逐步减轻体重。
- 避免过度紧张、过度兴奋，要保持平和的心态。

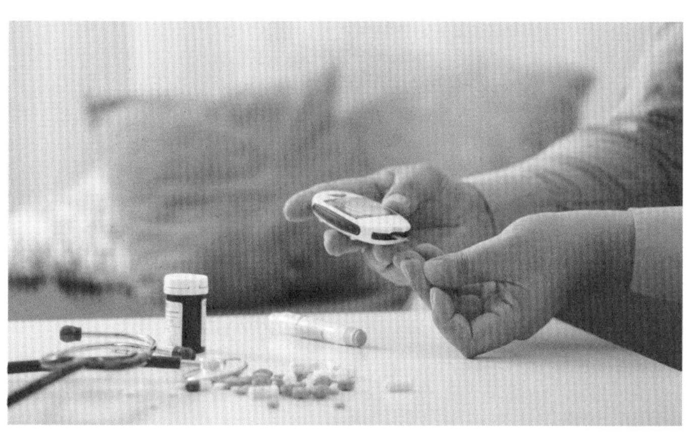

19 糖尿病

糖尿病是一种常见的内分泌代谢性疾病，由于血中胰岛素绝对或相对不足，导致血糖过高，出现糖尿，进而引起脂肪和蛋白质代谢紊乱，临床上可出现多尿、烦渴、多饮、多食、消瘦等表现，重者容易发生酮症酸中毒等急性并发症或血管、神经等方面的慢性并发症。

脉象辨证型

脉滑实有力——胃热炽盛型

能食易饥，饭量大增，多食不知饱，伴有口渴欲饮、尿频量多、大便干燥、手足心热；若患者伴有脾气亏虚，则或有能食与大便溏薄共现，或有饮食减少，神疲易倦怠。舌红，苔黄厚。

脉细数——肾脏亏虚型

形体消瘦；五心烦热，头晕耳鸣，腰膝酸软；失眠，入夜盗汗。舌红，苔少。

脉洪数——肺热津伤型

症见烦渴多饮，口干舌燥，尿频量多。舌边尖红，苔薄黄。

穴位疗法

脾俞穴

取穴：位于背部，第十一胸椎棘突下，旁开1.5寸。

按摩：患者取俯卧位，医者双手食指、中指紧并，同时放于脾俞穴上，点揉3~5分钟。

胃俞穴

取穴：位于背部，第十二胸椎棘突下，旁开1.5寸。

按摩：患者取俯卧位，医者双手食指、中指紧并，同时放于胃俞穴上，点揉3~5分钟。

三焦俞穴

取穴：位于腰部，第一腰椎棘突下，旁开1.5寸。

按摩：患者取俯卧位，医者将双手拇指同时放于三焦俞穴上，其余四指附于患者腰部，微微用力压揉，以局部有酸胀感为宜。

肾俞穴

取穴：位于腰部，第二腰椎棘突下，旁开1.5寸。

按摩：患者取俯卧位，医者将双手拇指同时放于肾俞穴上，微微用力压揉，以局部有酸胀感为宜。

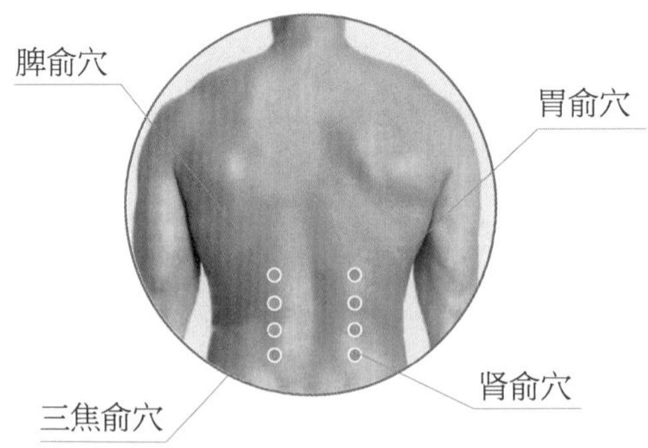

生活调理

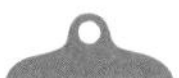

- 由于糖尿病患者初始大多症状轻微或无症状，故在早期往往不易被发现，甚至直到出现并发症才被发现并得到诊治，从而延误病情。因此，中老年人健康检查应包括糖尿病系统的检查，尤其是有糖尿病家族史者、肥胖者，无论有无临床症状，均应考虑糖尿病的可能，定期做血糖、尿糖测定及葡萄糖耐量试验。早期诊断，早期治疗，从而控制糖尿病的进一步发展。
- 糖尿病患者宜选用具有降糖功效的中药材和食材，如苦瓜、黄瓜、洋葱、南瓜、荔枝、番石榴、银耳、木耳、玉米、麦麸、牡蛎、菜心、花生米、鸭肉、大蒜、柚子、黄精、葛根、玉竹、枸杞、白术、何首乌等。
- 宜选用具有抗肾上腺素、促进胰岛素分泌功能的中药材和食材，如女贞子、桑叶、淫羊藿、黄芩、芹菜、柚子、芝麻、葡萄、梨、鱼、香菇、白菜、花菜等。
- 宜选用高蛋白、低脂肪、低热量、低糖食物，如乌鸡、鹌鹑、银鱼、鲫鱼、蛋清、菌菇类食物等。
- 糖尿病患者的膳食要多样化，营养要均衡，宜少食多餐，少细多粗，少荤多素，少肉多鱼，少油多清淡，少吃零食。
- 糖尿病患者一旦出现低血糖现象，应立即补充糖分或食物。
- 忌煎、炸等烹调方法，多用蒸、煮、拌、卤等方法来烹制菜肴，减少油脂的摄入量。

20 肥胖症

肥胖是体内脂肪，即甘油三酯（三酰甘油）积聚过多而导致的一种状态。通常由于食物摄入过多或机体代谢的改变而导致体内脂肪积聚过多，造成体重过度增长，并引起人体病理生理的改变。体重指数为体重（kg）除以身高（m）的平方，是评估肥胖程度的指标。

脉象辨证型

脉沉滑实有力——饮食不节型

平素嗜食肥甘厚味，体型呈全身性肥胖，按之结实，食欲亢进，面色红润，或有畏热多汗，小便黄，大便秘结，或身体无其他不适症状。舌红，苔黄厚或腻。

脉细滑——痰湿内阻型

体胖以面颊部为甚，脾胃气虚，气血化源不足，肌肉筋脉失养，故肌肉松弛，神疲乏力；或有阳气虚衰，肾阳不能化水湿为气，水湿泛滥，或见全身水肿；水湿停聚，则小便量少；或身体无异常表现。舌淡，苔白腻。

脉沉迟无力——脾肾阳虚型

症见形体肥胖，颜面浮肿，气短乏力，心烦易怒，夜寐不安，大便秘结。舌质暗红或有瘀点、瘀斑，或舌质淡胖，苔薄白。

穴位疗法

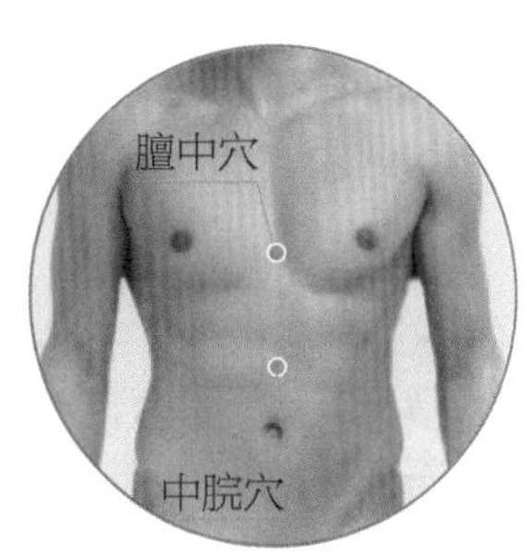

中脘穴

取穴：位于上腹部，前正中线上，脐中上4寸。

按摩：食指、中指、无名指三指紧并，以环形揉按中脘穴，力度适中，揉按3～5分钟。

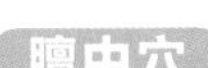

膻中穴

取穴：位于上腹部，前正中线上，脐中上4寸。

按摩：按摩膻中穴3～5分钟。

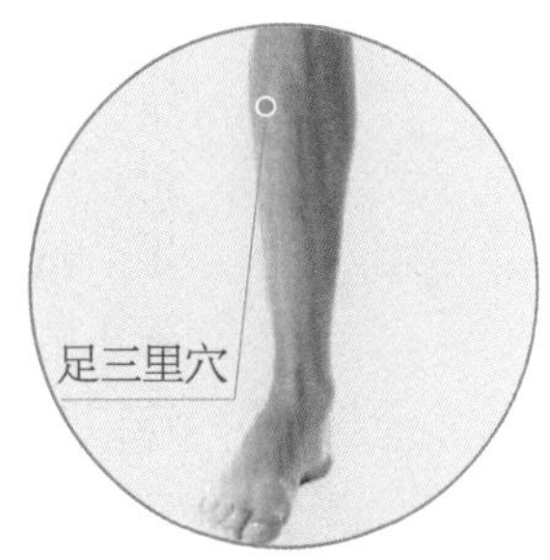

足三里穴

取穴：位于外膝眼下3寸，距胫骨前嵴一横指，当胫骨前肌上。

按摩：按摩两侧足三里穴3～5分钟。

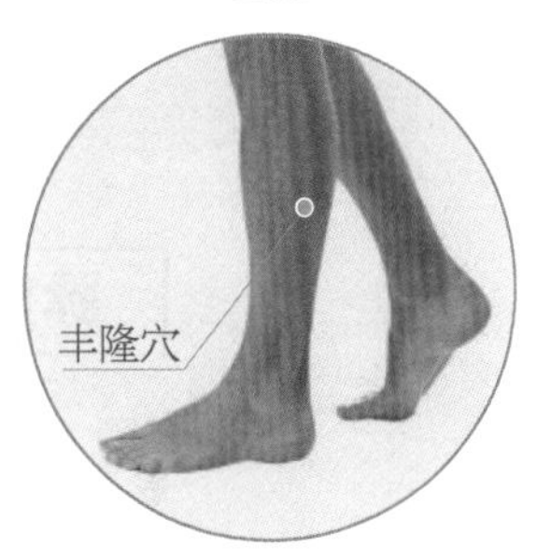

丰隆穴

取穴：位于小腿前外侧，当外踝尖上8寸。

按摩：揉按丰隆穴5分钟，力度适中。

生活调理

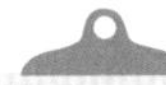

- 经常进行慢跑、爬山、打球等户外活动，能预防肥胖。
- 可通过促进脂肪代谢来抑制肥胖，可用的中药材和食材有菠萝、荷叶、莲子心、车前子、山楂、茶叶、金银花、海藻、决明子、茯苓、泽泻、香蕉、苹果、荠菜等。

21

贫血

贫血是指全身循环血液中红细胞总量减少至正常值以下，成年男子的血红蛋白低于120g/L，成年女子（非妊娠）的血红蛋白低于110g/L，孕妇血红蛋白低于100g/L，可以认为贫血。贫血在中医学中属“血虚”的范畴，多由于失血过多、饮食失衡以及慢性消耗（如慢性消耗性疾病）等因素引起。由于心主血，肝藏血，所以临床上血虚主要与心、肝二脏联系密切。

脉象辨证型

脉细——心血虚型

心悸怔忡，健忘，失眠多梦，面色淡白无华，唇甲色淡，肌肤枯槁无光泽。舌色淡，苔少。

脉细——肝血虚型

头晕目眩，胁肋疼痛，肢体麻木，筋脉拘急，妇女月经不调，甚至闭经，面色无华，指甲苍白，两目干涩。舌质淡，苔少。

脉细弱——气血两虚型

神疲乏力，面色苍白，唇甲色淡，少气懒言，心悸失眠，头晕目眩，食欲不振，大便溏薄。舌质淡，苔薄白。

穴位疗法

膻中穴

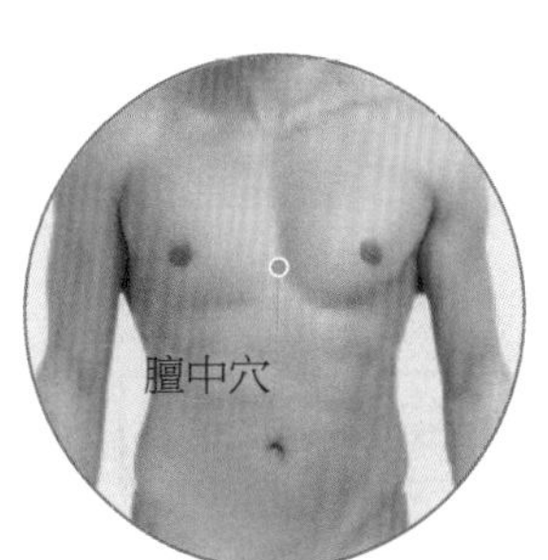

取穴： 位于胸部，当前正中线上，平第四肋间，两乳头连线的中点。

按摩： 将食指、中指、无名指并拢，三指指腹放于膻中穴上按揉。

中脘穴

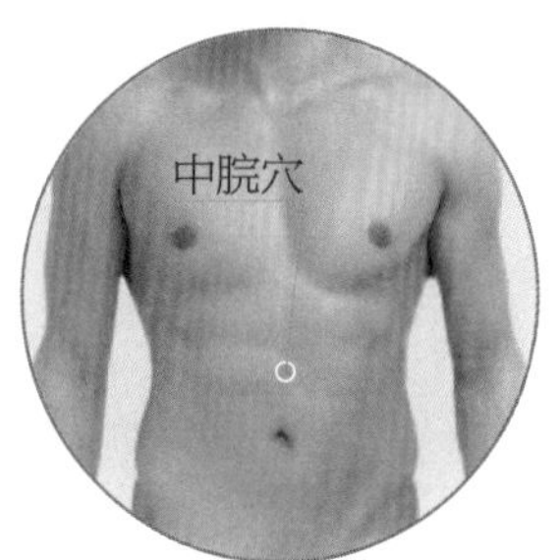

取穴： 位于上腹部，前正中线上，当脐中上4寸。

按摩： 右手掌置于中脘穴上，往返摩擦。

血海穴

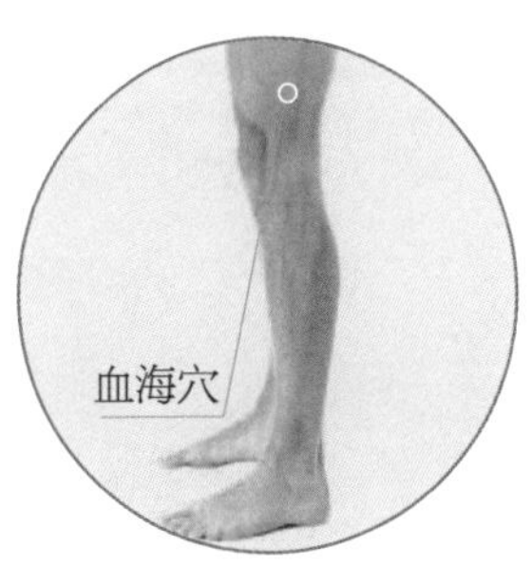

取穴： 屈膝，位于髌底内侧端上2寸，当股四头肌内侧头的隆起处。

按摩： 中指、食指并拢，按于血海穴上，以顺时针方向旋转按揉。

神门穴

取穴： 位于腕部，腕掌侧横纹尺侧端，尺侧腕屈肌肌腱的桡侧凹陷处。

按摩： 采用指揉法按揉神门穴1～2分钟，以局部酸痛为宜。

大陵穴

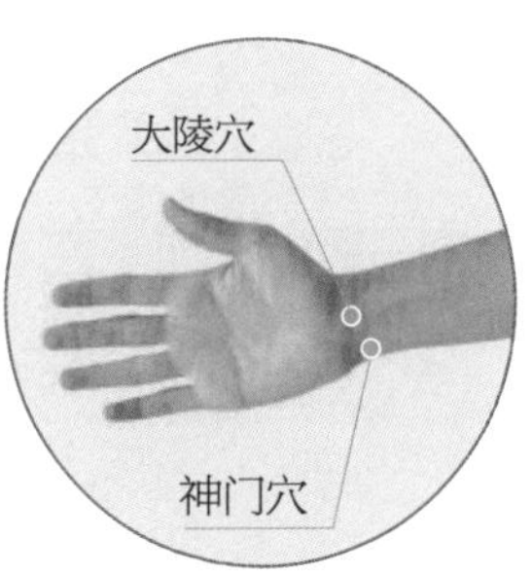

取穴： 位于腕掌横纹的中点处，当掌长肌肌腱与桡侧腕屈肌肌腱之间。

按摩： 采用揉按法揉按大陵穴2～3分钟，以局部有酸胀感为宜。

肾上腺反射区

取穴： 位于双手掌面第二、第三掌骨之间，距离第二、第三掌骨头1.5～2.0厘米处。

按摩： 采用指揉法按揉肾上腺反射区1～2分钟，以局部酸痛为宜。

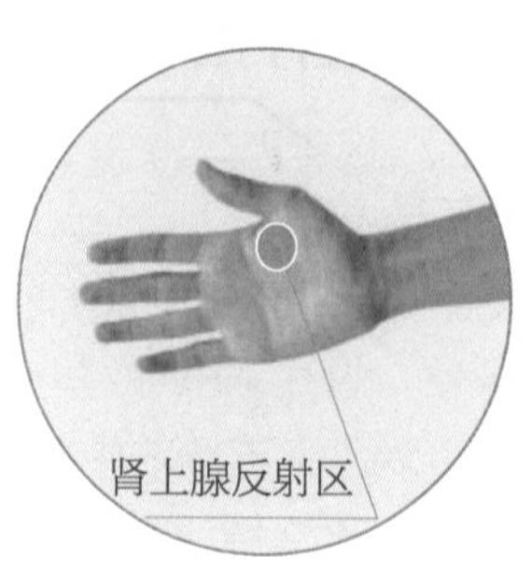

生活调理

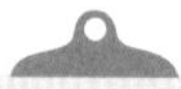

- 食物多样，主食以谷类为主。保证足够的营养，特别是铁元素及蛋白质的摄入量，多吃富含铁质的食物，如动物肝脏、动物血、红枣、豆制品、绿叶蔬菜等。
- 多食蔬菜水果，因为蔬果中富含维生素C、柠檬酸及苹果酸，这类有机酸可与铁形成络合物，从而增加铁在肠道内的溶解度，有利于铁的吸收。
- 忌过量嗜饮咖啡与茶，因为茶叶中的鞣酸和咖啡中的多酚类物质可与铁形成难以溶解的盐类，抑制铁质吸收，导致缺铁性贫血。
- 不要过分节制饮食，及时纠正偏食，要平衡膳食，忌暴饮暴食。
- 忌食辛辣刺激、生冷、不易消化的食物。
- 积极参加体育锻炼，增强体质，增加食欲。
- 积极治疗原发病，如慢性消化性疾病、出血性疾病等各种引起贫血的病症。

22 冠心病

冠心病是冠状动脉性心脏病的简称，以心绞痛及心肌梗死最为常见，以胸部压迫窒息感、闷胀感，疼痛剧烈多如压榨样、烧灼样，甚则胸痛彻背、气短、喘息不能卧、昏厥等为主要症状。本病好发于有家族病史者，45岁以上男性，55岁以上或者绝经后的女性，有血脂异常、高血压、痛风、糖尿病、吸烟、超重、肥胖等症者及不运动等人群。

脉象辨证型

脉弦涩——心血瘀阻

胸部刺痛，固定不移，夜间更甚，时而心悸不宁。舌质紫暗，有瘀斑。

脉细弦——气滞心胸型

心胸满闷，隐隐作痛，一阵阵发作，疼痛固定不移，时欲叹息，常因情绪因素诱发或加重，或兼有胸脘胀闷，嗳气后则舒。苔薄白。

脉滑——痰浊闭阻型

胸闷疼痛有窒息感，痛引肩背，喘促气短，肢体沉重，身体肥胖，痰多。苔浊腻或白滑。

脉沉紧或沉细——寒凝心脉型

胸痛牵掣背痛，喘息不能平卧，多因气候骤冷或骤感风寒而发病或加重，伴胸闷气短、心悸，面色苍白。舌苔薄白。

脉细弱无力或结代——气阴两虚型

胸闷隐痛，间歇性发作，心悸气短，倦怠乏力，面色苍白，头晕目眩、劳累后加重。舌质偏红，或有齿痕。

穴位疗法

大椎穴

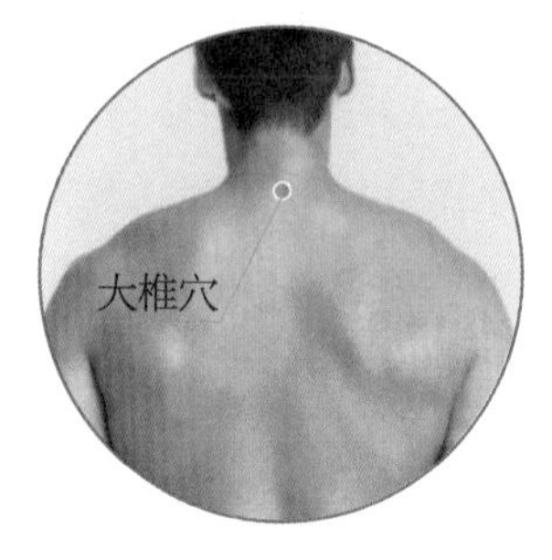

取穴：位于后正中线上，第七颈椎棘突下凹陷中。

按摩：将食指、中指并拢，将两指指腹放于大椎穴上，用力按揉。

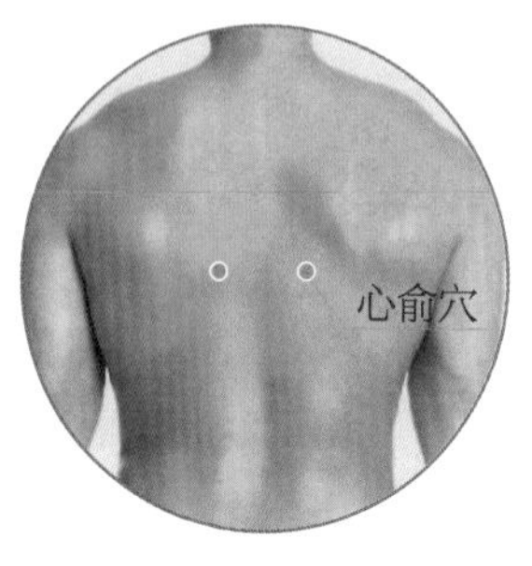

心俞穴

取穴：位于背部，当第五胸椎棘突下，旁开1.5寸。

按摩：将食指、中指、无名指并拢放于心俞穴上点揉。

膻中穴

取穴：位于胸部，当前正中线上，平第四肋间，两乳头连线的中点。

按摩：将食指、中指、无名指并拢，三指指腹放于膻中穴上按揉。

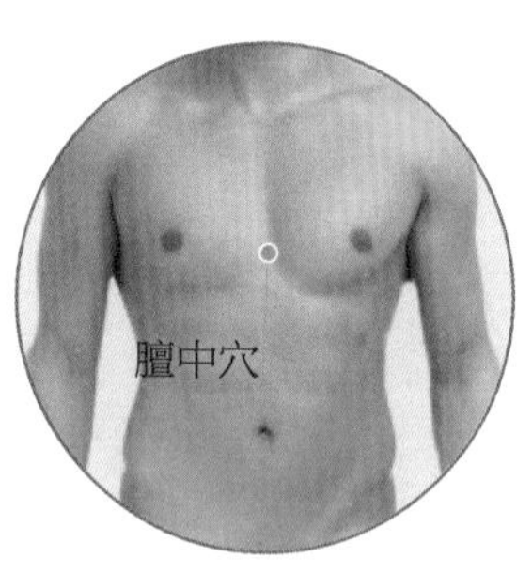

生活调理

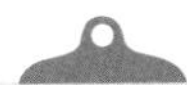

- 饮食宜清淡、易消化，多食蔬菜水果，少食多餐，晚餐量宜少。
- 多吃含有抗氧化物质的食物，如脱脂牛奶、豆及豆制品、芝麻、山药等。
- 忌喝浓茶、咖啡，少食油腻、高脂肪、高糖食物。
- 戒烟少酒。吸烟是造成心肌梗死、中风的重要因素，应绝对戒烟；少量饮啤酒、黄酒、葡萄酒等低度酒，可促进血脉流通、气血调和，但不能喝烈性酒。
- 起居有常，早睡早起，避免熬夜工作，临睡前不看紧张、恐怖的小说和电视。
- 做到劳逸结合，避免过重体力劳动或突然用力，饱餐后不宜立即运动。
- 坚持体育锻炼，如打太极拳、乒乓球、健身操，但要量力而行，适量运动可使全身气血畅通，减轻心脏负担。
- 忌暴怒、惊恐、过度思虑以及过喜等情绪刺激。

23 颈椎病

颈椎病又称颈椎综合征，是由于颈部长期处于紧张的工作状态，劳累过度，形成劳损，或颈椎及其周围软组织发生病理改变，如颈椎骨质增生、椎间隙变窄、椎间盘突出等，使得颈部神经、血管或脊髓受到压迫、刺激而导致的一组复杂的症候群。

要树立正确的心态，掌握用科学的手段防治疾病，配合医生治疗，减少复发。加强颈肩部肌肉的锻炼，在工作空闲时，做头及双上肢的前屈、后伸及旋转运动，既可缓解疲劳，又能使肌肉发达、韧度增强，有利于颈段脊柱的稳定性，增强颈肩顺应颈部突然变化的能力。

脉象辨证型

脉弦紧——寒湿阻络型

头痛，后枕部疼痛，颈项强硬，转侧不利，一侧或两侧肩背与手指麻木酸痛，或头痛牵涉至上背痛，颈肩部畏风寒、喜暖喜热，颈椎旁有时可以触及肿胀结节，伴有乏力、全身困重、胃口差等。舌淡，苔白腻或水滑。

脉弦涩——瘀血阻络型

头昏、眩晕、头痛、颈部酸痛或双肩疼痛，疼痛较剧烈，视物模糊，面色无华或暗，或伴有胸闷心悸。舌暗，舌面上可见瘀点，苔白。

脉弦——痰饮上逆型

患者有头晕、呕吐、头重、颈部僵硬、胸闷症状，舌苔白腻。

穴位疗法

肩井穴

取穴：位于肩上，当大椎与肩峰端连线的中点上。

按摩：将拇指、食指、中指相对成钳状，放于肩井穴上捏揉。

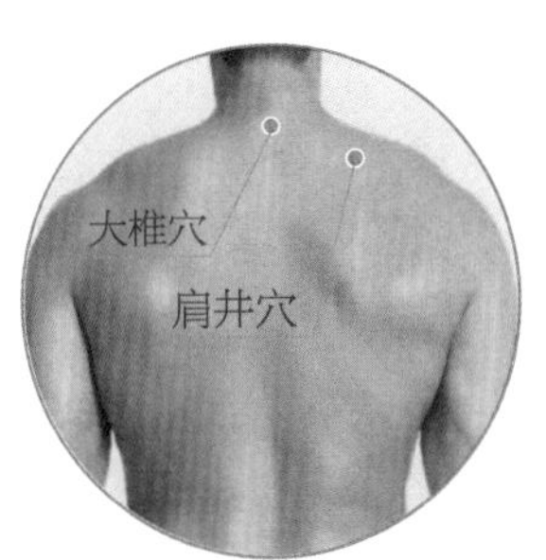

大椎穴

取穴：位于后正中线上，第七颈椎棘突下凹陷处。

按摩：将食指、中指并拢，两指指腹放于大椎穴上，用力按揉。

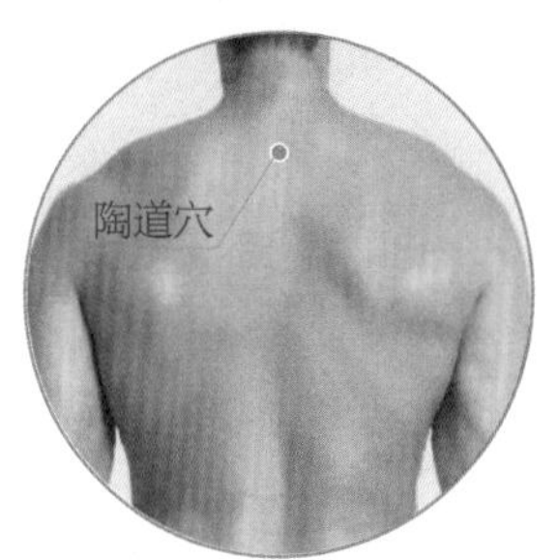

陶道穴

取穴：位于背部，当后正中线上，第一胸椎棘突下凹陷中。

按摩：将食指、中指并拢，两指指腹放于陶道穴上，用力按揉。

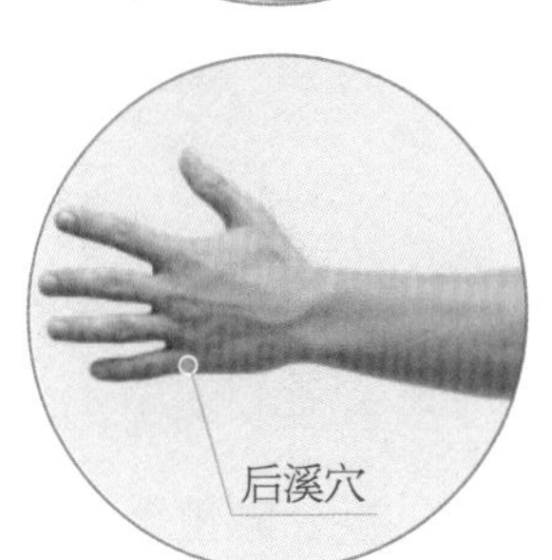

后溪穴

取穴：位于手掌尺侧，微握拳，当小指本节后的远侧掌横纹头赤白肉际处。

按摩：采用掐按法掐按后溪穴1～2分钟，以局部有酸胀感为宜。

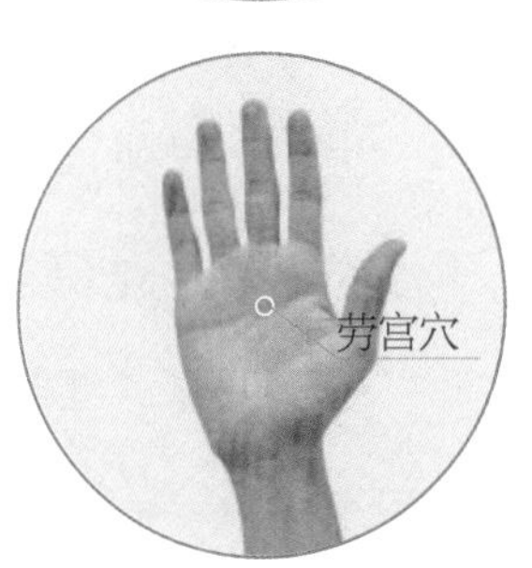

劳宫穴

取穴：位于掌区，平第三掌指关节近端，第二、第三掌骨之间偏于第三掌骨。

按摩：采用揉按法揉按劳宫穴2～3分钟。

生活调理

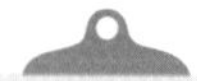

- 体育锻炼。与项争力：运动时慢慢将头低下，再慢慢将头抬起并后仰，还原，低头时呼气，仰头时吸气，舌抵上颚。一呼一吸为一次，如此连做八次，呼吸要自然而绵长，逐渐加深。本运动主要是调节颈前后的神经和疏通颈部经络气血，增强颈部肌肉力量，可以预防颈部劳损、扭伤所致的颈椎病。山海观真：运动时头先向左转，以正前方为界，头向左转时吸气，转到不能再转时将气吸足，将头逐渐转回，随转头随呼气，将头转到正前方时将气呼完。头向右转时方法同左转一样。本运动主要调整颈项两侧的气血运行，改善和预防颈部旋转功能障碍。
- 治疗颈椎病可从疏通颈椎部经络、促进血液运行着手，防治疼痛、麻木、颈部结节等症状，常用的中药材有桂枝、桑寄生、川芎、延胡索、钩藤、鸡血藤、骨碎补、三七、红花。
- 风寒湿邪的侵袭也会加重颈椎病，常用来除湿止痛的中药材和食材有羌活、白芷、细辛、藁本、川芎、桂枝、荆芥、地龙、鳝鱼等。
- 饮食中应注意补充钙，可多食豆类、奶类、板栗、排骨、鸡爪、菠菜等。
- 应该多吃新鲜蔬菜和水果，如豆芽、菠菜、海带、木耳、大蒜、芹菜、红薯等。

24 肩周炎

肩周炎又称肩关节周围炎，是肩关节周围软组织（关节囊、韧带等）的一种退行性炎性疾病。本病以前多发于50岁左右的中年人，故又称“五十肩”。随着工作压力和生活压力的加大，肩周炎发生年龄有所提前，临床可见很多30~40岁的肩周炎患者。

加强体育锻炼是预防和治疗肩周炎的有效方法，加强肩关节肌肉的锻炼可以预防和延缓肩周炎的发生和发展。据调查，肩关节肌肉发达、力量大的人群中，肩周炎发作的概率下降了很多，所以说，肩关节周围韧带、肌肉的锻炼对于肩周炎的治疗恢复有着重要的意义。

脉象辨证型

脉浮紧——风寒阻络型

肩部疼痛，痛牵背部或颈项，关节活动轻度受限，恶风畏寒，复感风寒则疼痛加剧，得温则痛减，可伴有头晕、耳鸣。舌淡红，苔薄白。

脉弦涩——气血瘀滞型

肩部疼痛，痛处固定不移，痛如针刺，痛势剧烈，以夜间为甚，肩关节活动受限明显，局部肿胀、青紫。舌暗，可见瘀斑、瘀点，苔白。

脉细弱——肝肾亏损型

可见头晕、目眩、耳鸣、步履无力，肩关节功能障碍明显，举动无力，但疼痛不甚明显，舌偏红。可用独活寄生汤加减以改善筋骨挛痛。

穴位疗法

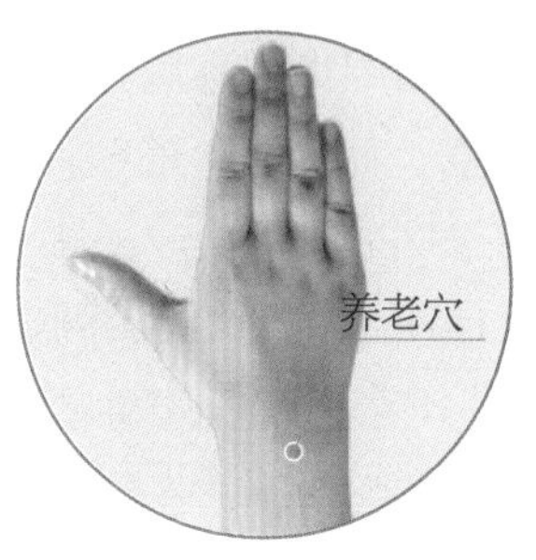

养老穴

取穴：位于前臂背面尺侧，当尺骨小头近端桡侧凹陷中。

按摩：采用掐法掐按养老穴2～3分钟，以局部有酸痛感为宜。

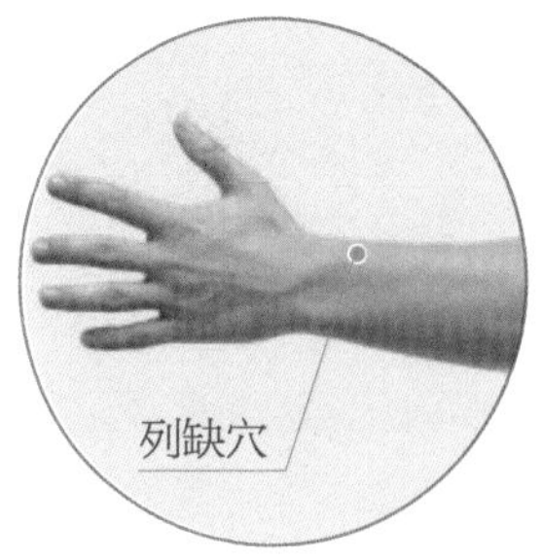

列缺穴

取穴：位于前臂桡侧缘，桡骨茎突上方，腕横纹上1.5寸。

按摩：采用揉按法揉按列缺穴100～200次，以局部有酸胀感为宜。

颈肩区反射区

取穴：位于双手各指根部近节指骨的两侧及各掌指关节结合部，手背面为颈肩后区，手掌面为颈肩前区。

按摩：采用指揉法按揉颈肩区反射区1～2分钟，以局部酸痛为宜。

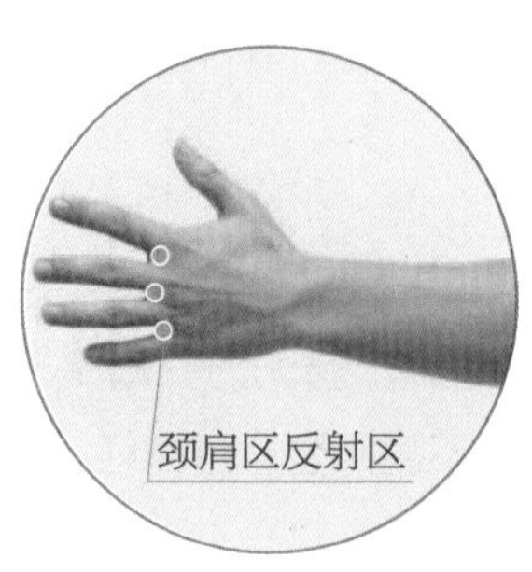

生活调理

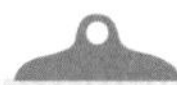

- 加强饮食营养，补充足够的钙质，因为营养不良可导致体质虚弱，而体质虚弱又常导致肩周炎。加强饮食营养以增强机体抗御疾病的能力，并注意保暖，常用护肩，防御风寒侵袭。
- 积极治疗原有疾病。对原有心脏、肺部疾患应积极治疗，保持健康体质。
- 发病期间，应选择具有温通经脉、祛风散寒、除湿镇痛作用的中药材和食物，如附子、丹参、鸡血藤、川芎、羌活、枳壳、蕲蛇、蚕沙、川乌、肉桂、桂枝、黄檗、胆南星、两面针、青风藤、薏米、木瓜、葱、花椒、樱桃、胡椒、羊肉、生姜等。
- 静养期间应以补气养血或滋养肝肾等扶正法为主，宜吃当归、桑葚、葡萄、板栗、黄鳝、鲤鱼、牛肝、红枣、阿胶等。
- 饮食以清淡易消化为宜，少食寒凉生冷食物。肩部怕冷者可在菜肴中放入少许生姜、花椒、茴香等调味料，这些都有散寒祛湿的作用。
- 寒湿型肩周炎患者可多食温补散寒的食物，如羊肉、生姜、花椒等。

25

腰痛

腰痛又称腰肌劳损，主要是指腰骶部肌肉、筋膜、韧带等软组织由于长期姿势不当或曾经外伤未愈引起的慢性损伤导致的慢性疼痛。腰腿活动无明显障碍，但部分患者伴有脊柱侧弯、腰肌痉挛、下肢有牵涉痛等症状。

脉象辨证型

脉弦滑或紧——风寒湿困型

腰冷痛或刺痛，伴有沉重下坠感，转侧不利，虽经卧床休息，症状也不减轻，天气变化症状加重，腰部热敷后感到舒适。舌淡红，苔薄白或腻。

脉细弱或细数——肾气亏虚型

腰膝酸软无力，朝轻暮重，劳累加重，休息缓解，腰部经捶、按后感觉舒适，可伴有耳鸣、头发早脱、五心烦热、肢体乏力。舌红，苔少。

脉濡数或弦数——湿热型

痛处伴有热感，每于热天或腰部着热后痛剧，遇冷痛减，口渴而不欲饮，尿色黄赤；或午后身热，微汗出。舌质红，苔黄腻。

穴位疗法

肾俞穴

取穴：位于腰部，第二腰椎棘突下，旁开1.5寸。

按摩：患者取俯卧位，医者将双手食指、中指紧并，同时放于肾俞穴上，点揉3～5分钟。

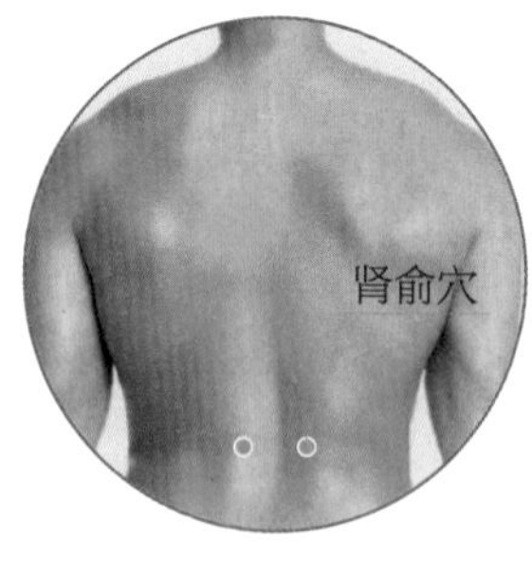

腰阳关穴

取穴：位于脊柱区，第四腰椎棘突下凹陷中，后正中线上，约与髂脊相平。

按摩：患者取俯卧位，医者将右手中指指腹放于腰阳关穴上，中指用力按揉2～3分钟。

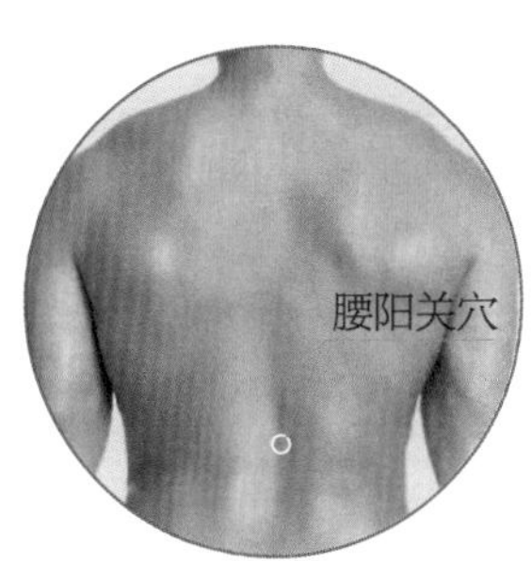

大肠俞穴

取穴：位于腰部，第四腰椎棘突下，旁开1.5寸。

按摩：患者取俯卧位，医者将双手食指、中指紧并，放于两侧大肠俞上，环形揉按，以局部酸胀为宜。

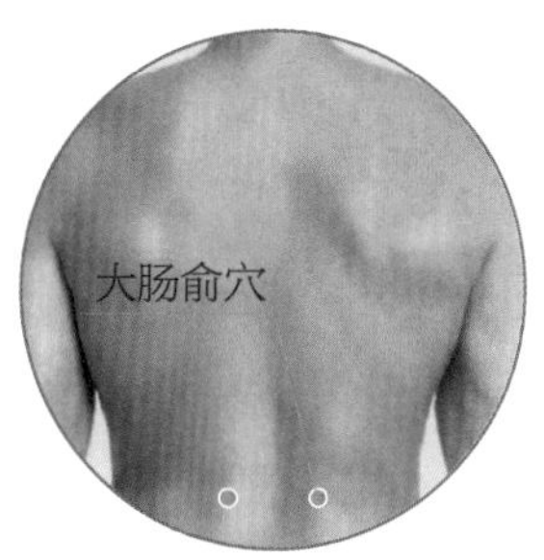

八髎穴

取穴：位于骶椎，又称上髎、次髎、中髎和下髎，左右共8个穴位，分别在第一、二、三、四骶后孔中。

按摩：患者取俯卧位，医者将双手手掌放于八髎穴上，用力搓揉3～5分钟。

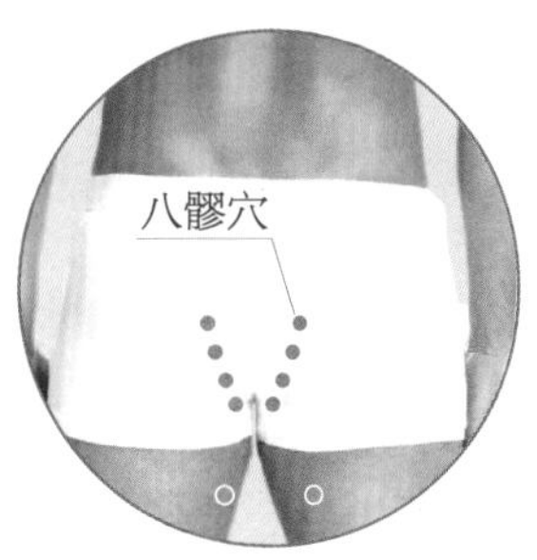

生活调理

- 保持良好的生活习惯，防止腰腿受凉，防止过度劳累。
- 站或坐的姿势要正确。脊柱不正会造成椎间盘受力不均匀，是造成腰痛的隐伏根源。正确的姿势应该“站如松，坐如钟”，胸部挺起，腰部平直。同一姿势不应保持太久，适当进行原地活动或腰背部活动，可以解除腰背肌肉疲劳。

26 耳鸣、耳聋

耳鸣、耳聋是听觉异常的两种症状，耳鸣可以单见，但耳聋必伴耳鸣。现代医学认为引发耳鸣的原因有很多，常见的有药物中毒、急性传染病、噪声损伤、颅脑外伤及老年性耳鸣；而耳聋常因内耳迷路炎、中耳炎、耳硬化、耳内肿瘤、药物中毒、内耳震荡及老年性耳聋等引发。

脉象辨证型

- **脉数——实证**

起病突然，耳鸣如潮涌雷鸣，听力减退或丧失，痛苦难忍，或伴有暂时眩晕，可伴鼻塞流涕，或有头痛、耳胀闷，面红目赤，口苦，鼻咽发干，或有恶寒发热，身疼易怒，便秘尿黄。舌淡红，苔薄黄。

- **脉细——虚证**

虚证多因气虚血滞，肾精亏虚，耳失濡养。起病较缓，耳鸣声如蝉鸣，音调较低，听力减退较轻，腰膝酸软，失眠多梦。

- **脉弦数——肝火上扰型**

耳鸣如闻潮声，或如风雷声，耳聋时轻时重，每于郁怒后耳鸣、耳聋突发性加重，兼耳胀、耳痛，或伴头痛，眩晕，面红目赤，口苦咽干，或夜寐不安，烦躁不宁，或有胁痛，大便秘结，小便黄赤。舌红苔黄。

穴位疗法

听宫穴

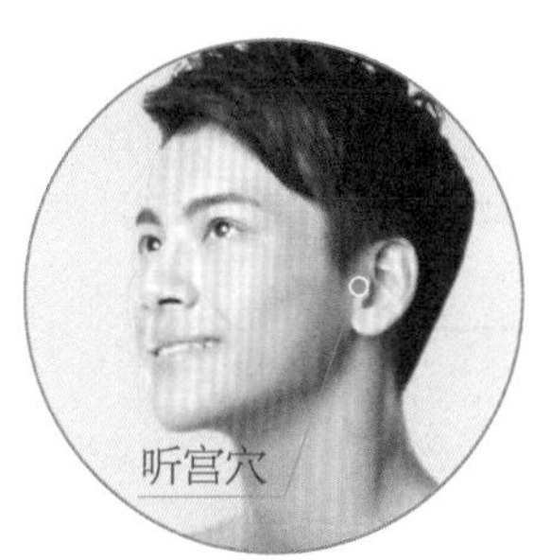

取穴： 位于面部，耳屏前，下颌骨髁状突的后方，张口时呈凹陷处。

按摩： 半握拳，食指伸直，将食指指腹放在听宫穴上，用力按揉。

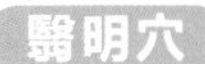

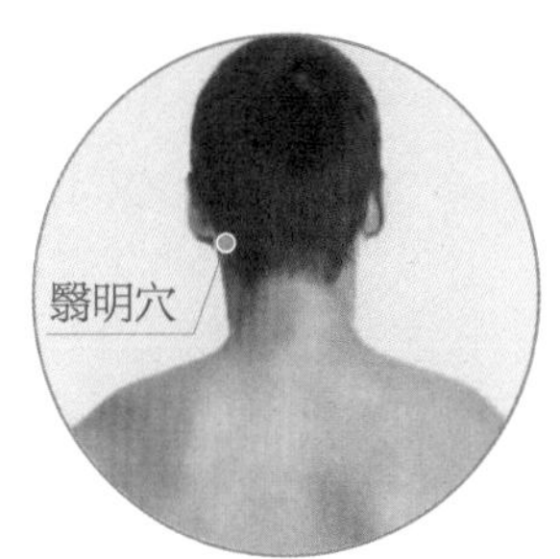

取穴： 位于项部，当翳风后1寸。

按摩： 用拇指指腹揉按翳明穴，力度由轻至重。

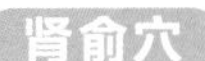

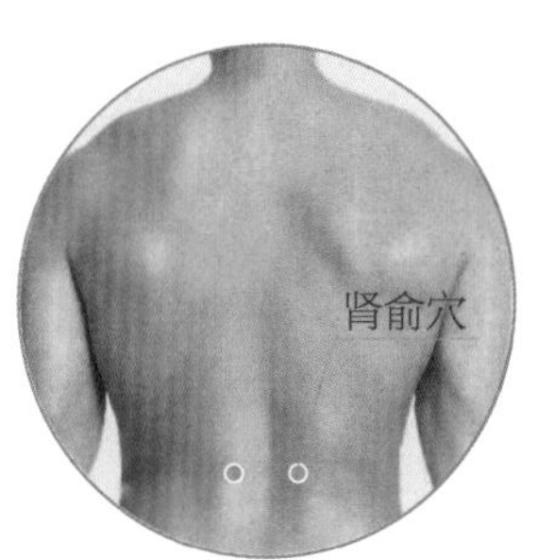

取穴： 位于腰部，当第二腰椎棘突下，旁开1.5寸。

按摩： 微握拳紧贴于肾俞穴上，连续摆动腕掌部，适当用力按揉。

商阳穴

取穴： 位于食指末节桡侧，距指甲角0.1寸。

按摩： 采用掐法用力掐按商阳穴3～5分钟，以局部潮红为度。

阳溪穴

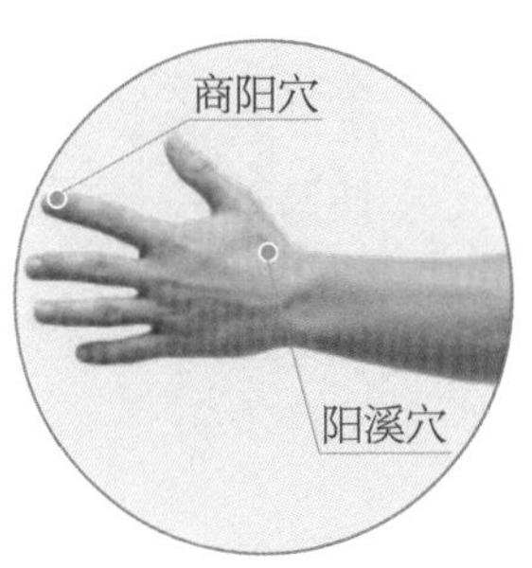

取穴： 位于腕背横纹桡侧，手拇指向上翘起时当拇短伸肌肌腱与拇长伸肌肌腱间凹陷中。

按摩： 采用揉按法揉按阳溪穴1～2分钟，以局部酸痛为宜。

耳反射区

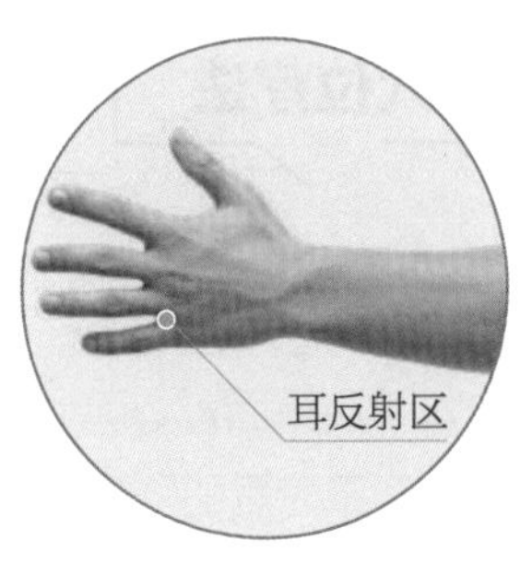

取穴： 位于双手手掌和手背第四、第五指指根部。

按摩： 采用指揉法按揉耳反射区1～2分钟，以局部酸痛为宜。

生活调理

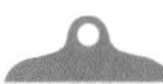

- 戒除经常掏耳朵的习惯。掏耳可引起耳道和鼓膜损伤，有时还会并发感染，使听力下降。
- 洗头、洗澡时防止水流入耳内。因为皮肤和鼓膜在水中浸泡，加上耵聍（即常说的耳蚕、耳屎）的刺激，容易引起外耳炎。若原来有鼓膜穿孔者，水入耳内可引起中耳炎复发。
- 夏季游泳前需做身体检查，有外耳道炎、鼓膜穿孔等疾病者，必须在矫治之后才宜游泳。
- 耳聋、耳鸣由体内缺乏铁元素引起，缺铁使红细胞变硬，运氧能力下降，导致耳部养分供给不足，使听力下降，所以患者可选择具有增强红细胞运氧功能的中药材和食材，如熟地、人参、白术、黄芪、当归、阿胶、何首乌、黄精、海参、鹿茸、紫菜、黑芝麻、黑木耳、苋菜等。
- 选择富含锌和维生素的食物，如白菜、柑橘、苹果、西红柿等。
- 忌烟酒、茶叶、咖啡、辣椒等辛辣刺激食物，忌煎炸类食物及冷饮等。

27 月经不调

月经不调是指月经周期、经期长短、经血颜色、经量多少、经血质地等出现异常的一种妇科常见疾病。临床表现为月经时间提前或延后、量多或少、颜色暗红或淡红、经质清稀或赤稠或带血块，并伴有头晕、心跳加快、心胸烦闷、容易发火、睡眠不好、小腹胀满、腰酸腰痛、精神疲倦等症状。大多数患者都由于体质虚弱、内分泌失调所致。

脉象辨证型

脉沉细无力——肾虚型

月经周期推后，或先后无定，量少，色淡红或暗红，经质清稀。腰膝酸软，足跟痛，头晕耳鸣，或小腹自觉发冷，或夜尿较多。舌淡，苔薄白。

脉弦涩——气血两虚型

月经提前或延后，经期延长，经量或多或少，颜色暗红，有血块；伴经前小腹胀痛，经时小腹疼痛，拒按，得温疼痛可稍缓解，行经稍畅；或有胁肋部、乳房胀痛，伴有心烦、胸闷、喜叹气等症状。舌暗，可见瘀点，苔白。

脉滑数——血热型

月经过多，经血紫暗而有块，经行小腹疼痛拒按。舌质紫暗或有瘀点、瘀斑。

穴位疗法

气海穴

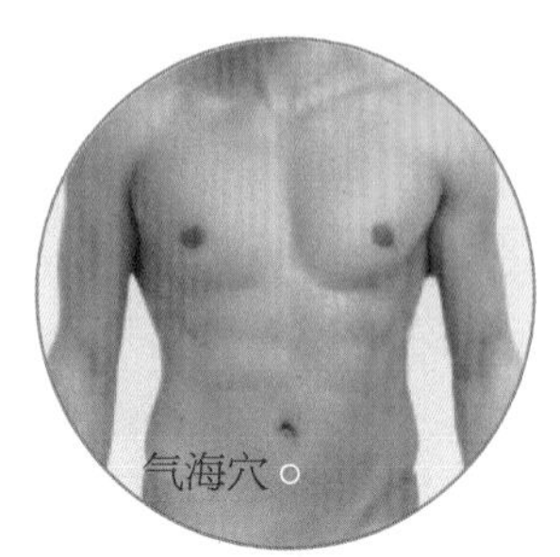

取穴：位于下腹部，前正中线上，当脐中下1.5寸。

按摩：以气海穴为圆心，单掌以顺时针方向环形摩腹。

血海穴

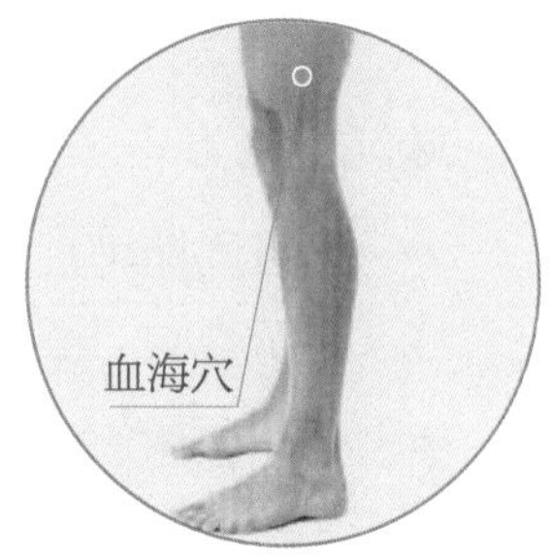

取穴：位于髌骨内缘上2寸，当股四头肌内侧头的隆起处。

按摩：将拇指与食指、中指相对成钳形捏住血海穴，一收一放揉捏。

阴陵泉穴

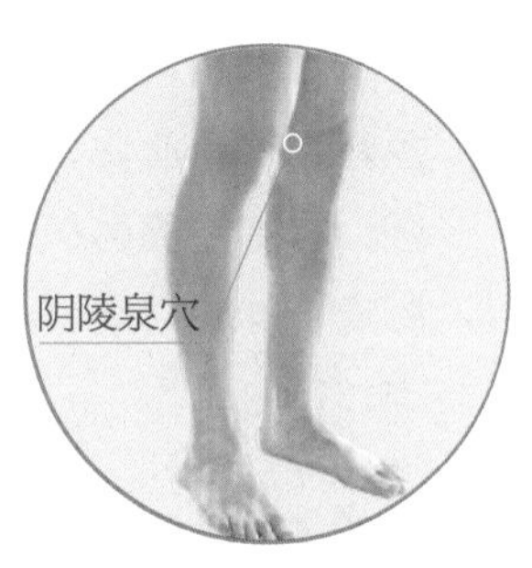

取穴：位于小腿内侧，当胫骨内侧髁后下方凹陷处。

按摩：用拇指指腹揉按阴陵泉穴，以皮肤潮红、发热为度。

后溪穴

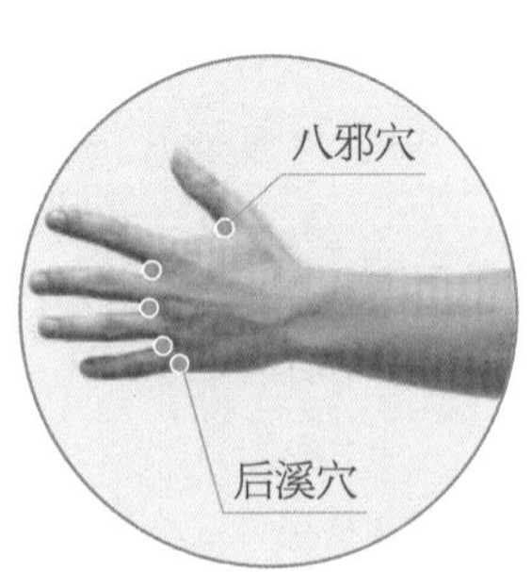

取穴：位于手掌尺侧，微握拳，当小指本节后的远侧掌横纹头赤白肉际处。

按摩：采用掐按法掐按后溪穴1～2分钟，以局部有酸胀感为宜。

八邪穴

取穴：位于第一至第五指间，各个手指的分叉处，共8个穴位。

按摩：采用压揉法用拇指指尖微用力压揉八邪

穴各50次，每日早晚各1次。

生殖腺反射区

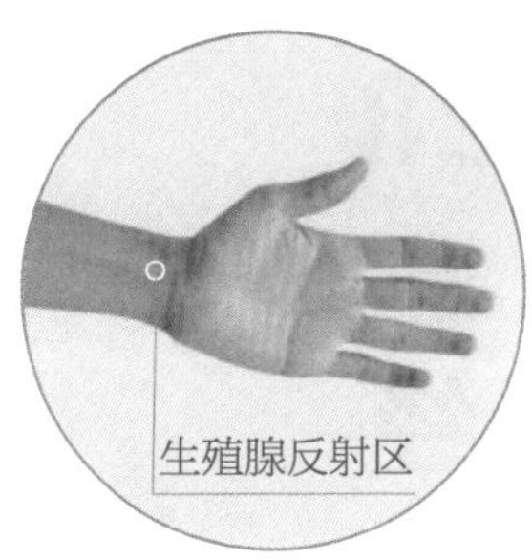

取穴：位于双手掌腕横纹中点处，相当于手厥阴心包经的大陵穴的位置。

按摩：采用指揉法按揉生殖腺反射区1～2分钟，以局部酸痛为宜。

生活调理

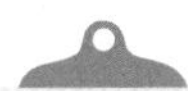

- 自月经初潮起，就应学习了解一些卫生常识，对月经来潮这一生理现象有一个正确的认识，消除恐惧及紧张心理，保持精神愉快，避免精神刺激和情绪波动。可预防原发性痛经产生或提高痛阈，减轻疼痛程度。
- 注意经期及性生活卫生，注意外生殖器的清洁卫生，防止经、产期间上行感染，积极预防和治疗可能引起经血潴留的疾病。
- 注意保暖，避免寒冷刺激，避免过劳。
- 内裤宜选柔软、棉质、通风透气性能良好的，要勤洗勤换，换洗的内裤要放在阳光下晒干。
- 月经不调患者宜选用具有松弛子宫肌肉作用的中药材和食材，如益母草、芹菜、韭菜、香油、花生油、香蕉、瓜子、杏仁、薏米、核桃等。
- 可选用具有止痛止血功能的中药材和食材，如艾叶、当归、白芷、川芎、红花、核桃、黑豆等。

28 痛经

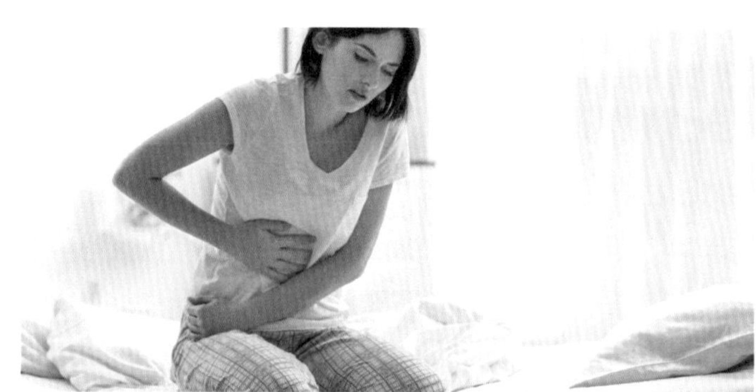

痛经是指女性月经来潮时及行经前后出现小腹胀痛和下腹剧痛的症状。痛经有原发性和继发性之分：原发性痛经是指月经初潮时就有发生，妇检时生殖器官并无器质性病变者；继发性痛经是因子宫内膜异位，急、慢性盆腔炎，子宫狭窄、阻塞等生殖器官器质性病变所引起的疼痛。

脉象辨证型

脉弦涩——气滞血瘀型

经前或行经第一、第二天，心烦、胸闷、喜叹气，小腹胀痛，拒按，甚则小腹剧痛而发生恶心、呕吐，或经量少，或经行不畅，经色紫暗有块，血块排出后痛减，经净疼痛消失。舌暗，可见瘀斑、瘀点，苔薄白或黄。

脉细弱——气血虚弱型

经后一两日或经期小腹隐隐作痛，喜欢揉按腹部，月经量少，色淡质薄，伴神疲乏力、头晕，面黄或面色白眺，食少，大便稀烂。舌淡，苔薄白。

脉沉紧——寒湿凝滞型

经前或经期小腹冷痛或绞痛，得热痛减，经行量少，色暗有块，畏寒肢冷，平时白带量多，黄稠臭秽，小便黄。舌质红，苔黄腻。

穴位疗法

关元穴

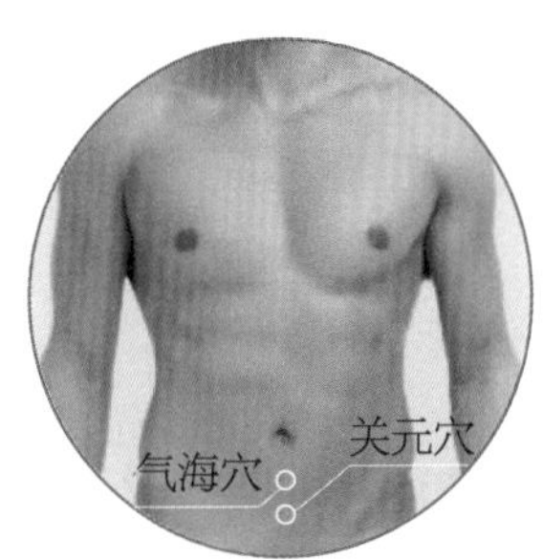

取穴： 位于下腹部，前正中线上，当脐中下3寸。

按摩： 将手掌紧贴在关元穴上，以顺时针方向揉动。

气海穴

取穴： 位于下腹部，前正中线上，当脐中下1.5寸。

按摩： 用手掌掌根揉按气海穴，力度由轻而重。

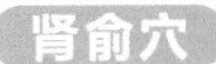

肾俞穴

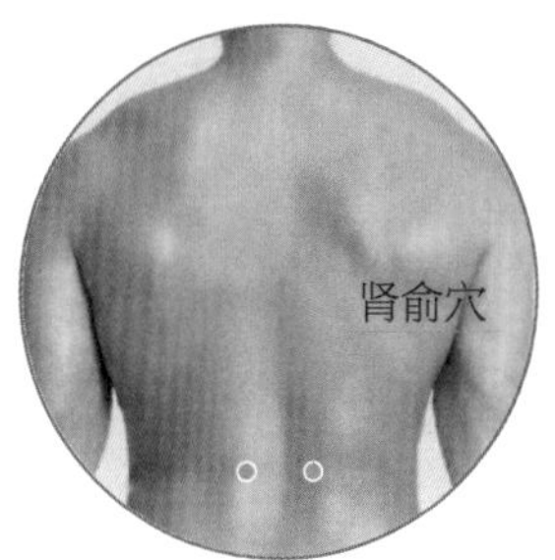

取穴： 位于腰部，当第二腰椎棘突下，旁开1.5寸。

按摩： 两手掌相叠在肾俞穴上用力向下按压，按压的力量由轻至重。

内关穴

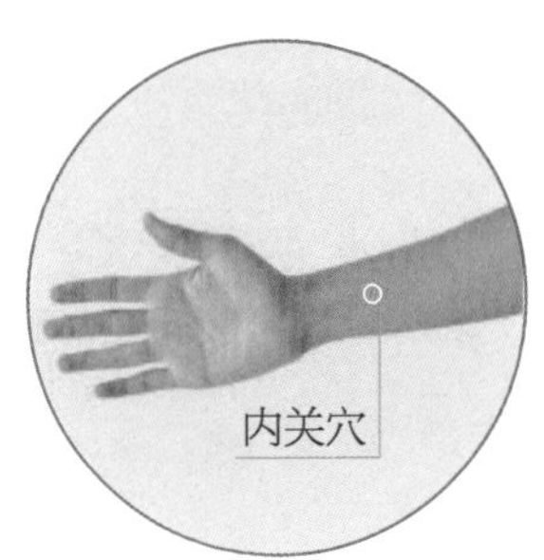

取穴： 位于前侧掌侧，当曲泽与大陵连线上，腕横纹上2寸。

按摩： 用揉按法用力揉按内关穴3～5分钟。

腹腔神经丛反射区

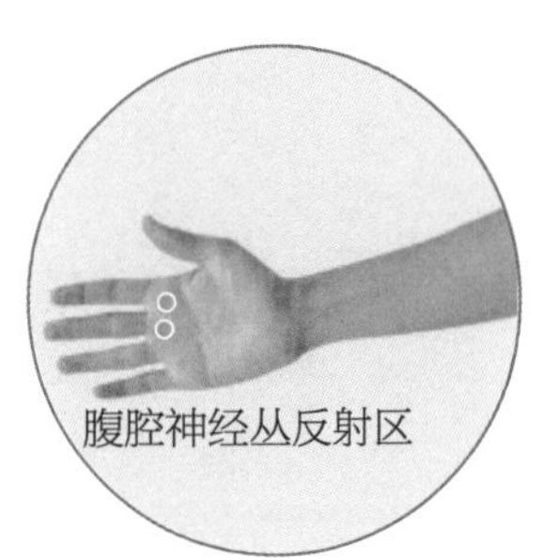

取穴： 位于双手掌掌心第二、第三掌骨及第三、第四掌骨之间。

按摩： 采用指按法按压腹腔神经丛反射区1～2分钟。

生活调理

- 经常锻炼身体，能增强体质，减少和防止痛经的发生。如汉代医学家华佗就已认识到体育锻炼能促进血脉流通、关节流利、气机调畅，可防治疾病，从而创立了“五禽戏”，供世人健身运用。
- 痛经伴小腹冰凉者宜选用具有温经、活血、止痛功能的中药材和食材，如艾叶、当归、川芎、红花、桃仁、玫瑰花、龙眼、干荔枝、肉桂、生姜等。
- 宜食用具有松弛子宫肌肉作用的中药材和食材，如益母草、韭菜、香油、花生油、香蕉、瓜子、杏仁、薏米、核桃等。
- 经期慎食性味寒凉的食物，如螃蟹、田螺、蚌肉、黄瓜、莴笋、西瓜，忌冷饮。
- 仰卧在床上，先将两手搓热，然后两手放在腹部偏下位置，先从上到下按摩60~100次，再由左至右按摩60~100次，最后转圈按摩60次即可缓解，如果腹部皮肤红润更佳。每日早晚各1次，可以有效改善痛经症状。

29 不孕症

不孕症有两种：一种是指女子婚后，配偶生殖功能正常，夫妇同居两年或两年以上未避孕而未怀孕，为原发性不孕；另一种是曾有过妊娠，其后同居未避孕两年或两年以上未再受孕者，称为继发性不孕。导致不孕症的原因极为复杂，除了先天生殖器官畸形所致不孕外，余下的可以按下列方法辨证进行治疗。

脉象辨证型

脉沉细——肾精亏虚型

肾精亏虚，会造成气血不足，不能滋养任脉胞胎，从而导致不孕症，其症状为多年不孕，经期尚可，量少色淡，面色灰白，形体消瘦。舌质淡红。

脉滑——痰血瘀阻型

多年不孕，经行腹痛，为胀痛或刺痛，量少色暗，有血块排出，此属气滞血瘀的表现；若患者形体偏胖，带下量多，面色白，伴有心悸胸闷时呕者，此属痰浊瘀阻胞宫。

脉弦——肝郁型

婚久不孕，形体肥胖，经行后期，量少，或者闭经，带下量多，其质黏稠，面白无华，头晕眼昏，心悸不安，胸闷。舌质淡，苔白腻。

穴位疗法

神阙穴

取穴： 位于腹中部，脐中央。
按摩： 用掌心在神阙穴上用力向下按压。

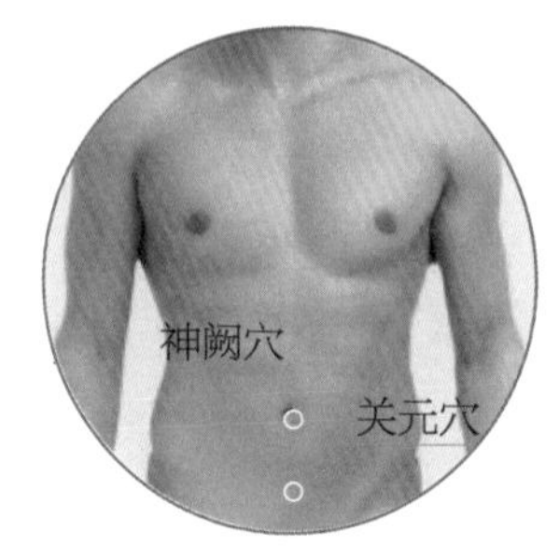

关元穴

取穴： 位于下腹部，前正中线上，当脐中下3寸。
按摩： 将拇指附着于关元穴上，以顺时针方向揉按。

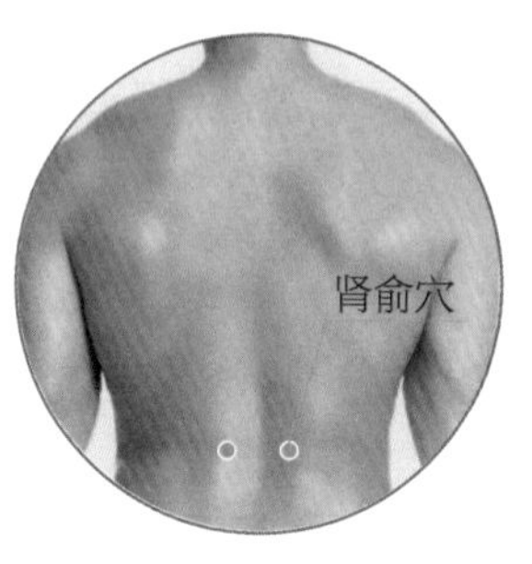

肾俞穴

取穴： 位于腰部，当第二腰椎棘突下，旁开1.5寸。
按摩： 用中指和食指点压在肾俞穴上，以顺时针方向匀速揉按。

生活调理

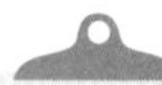

- 尽量避免生活不规律、睡眠时间过短、生物钟颠倒。
- 不要过度饮酒。女性不孕患者饮酒后不仅可能导致排卵障碍，更会诱发子宫内膜异位症、月经异常和痛经等疾病。
- 避免快速减肥，要通过科学的方法来减肥，应保持适量运动和正常饮食。

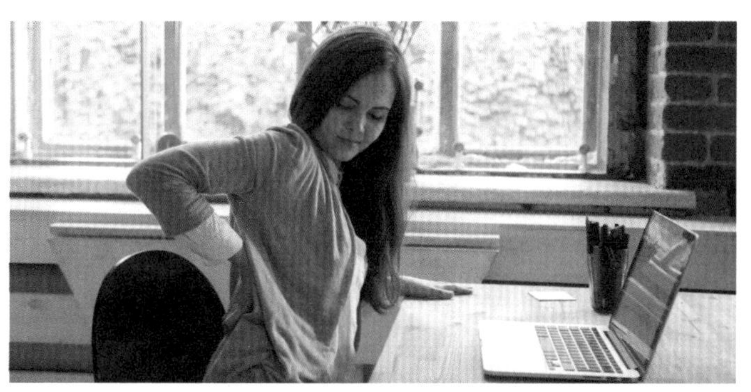

30 带下病

白带是指正常妇女阴道内流出的少量透明无色无味的分泌物。在经期、排卵期或妊娠期白带增多，是妇女正常的生理现象。如果妇女阴道分泌物增多或减少，色黄、色红、带血，或黏稠如脓，或清稀如水，气味腥臭，就是带下病。

脉象辨证型

脉缓弱——脾胃虚弱型

带下量多，色白或淡黄，质稀薄，或如鼻涕，如唾液样，无臭味；面色苍白或面黄无光泽，神疲乏力，食少，腹胀，大便稀。舌淡，苔薄白腻。

脉滑数——湿热内蕴型

带下量多，色黄或黄绿如脓，或带血，浑浊如泔米水，有臭秽气味，阴部瘙痒，小腹隐隐作痛，小便少且黄，可伴有口干、口苦、肛门灼热、大便黏腻而臭等湿热表现。舌红，苔黄腻。

脉沉弱——肾阳虚型

带下量多，清冷如水，绵绵不断，腰膝酸软冷痛，形寒肢冷，小腹冷感，面色晦暗，小便清长，或夜尿增多，大便溏薄。舌质淡，苔黄腻。

穴位疗法

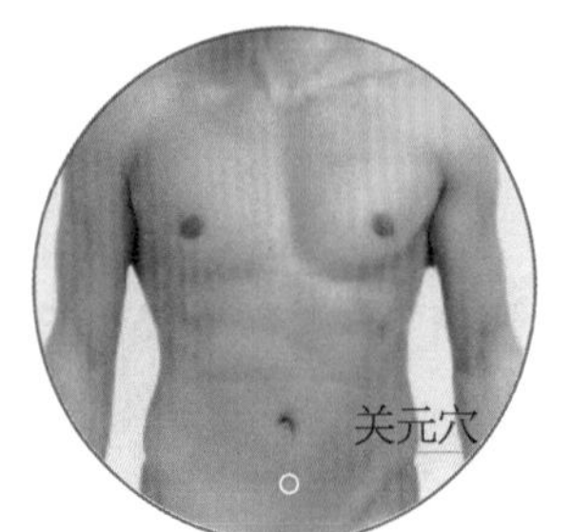

关元穴

取穴： 位于下腹前正中线上，当脐中下3寸。

按摩： 将手掌紧贴在关元穴上，以顺时针方向揉动。

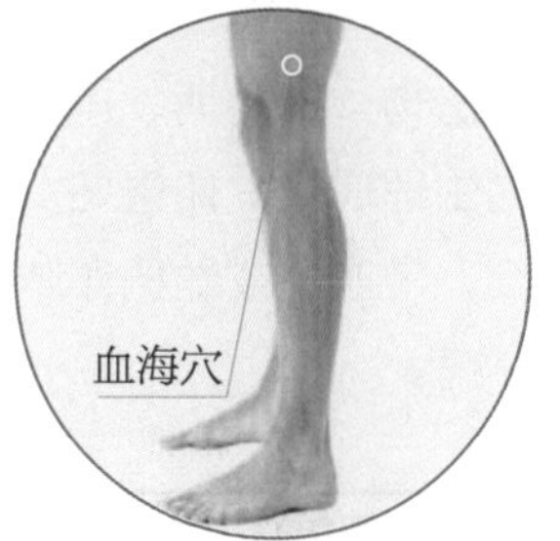

血海穴

取穴： 髌骨内缘上2寸，当股四头肌内侧头的隆起处。

按摩： 用拇指在血海穴上稍微用力按揉3~5分钟。

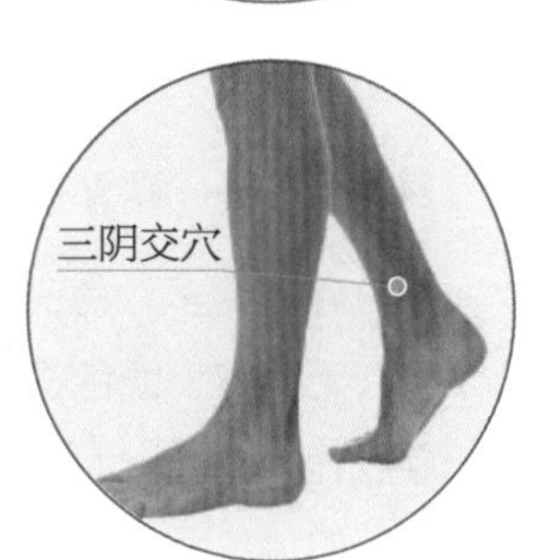

三阴交穴

取穴： 小腿内侧，当足内踝尖上3寸，胫骨内侧缘后方。

按摩： 用拇指在三阴交穴上稍微用力按揉3~5分钟。

生活调理

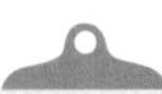

- 平时应积极参加体育锻炼，增强体质，下腹部要保暖。
- 经期禁止游泳，防止病菌上行感染；浴具要分开；有脚癣者，洗脚布与洗会阴布要分开；提倡淋浴，厕所改为蹲式，以防感染。
- 每日清洗外阴，勤换内裤，毛巾用后煮沸消毒。

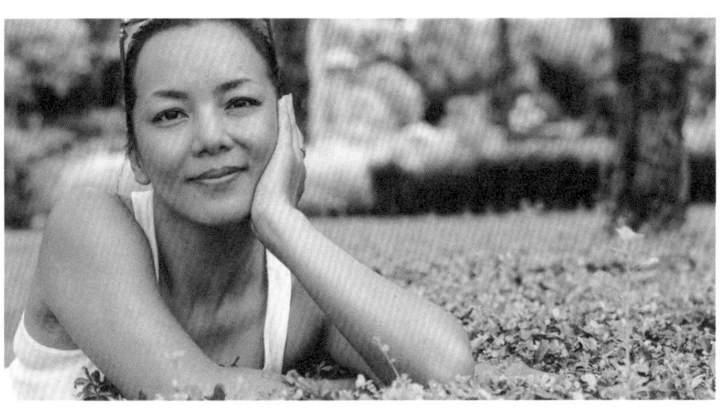

31 更年期综合征

更年期综合征又称围绝经期综合征，指妇女绝经前后出现性激素波动或减少所致的一系列以自主神经系统功能紊乱为主，伴有神经心理症状的一组症候群。中医认为妇女“七七任脉虚，太冲脉衰少，天癸竭”，此时出现的一系列症状均根源于肾精亏虚所造成的五脏虚损。

脉象辨证型

脉弦细——肝郁胆虚型

情绪抑郁，悲伤欲哭，喜叹息，心悸胆怯，坐卧不宁，胸胁、乳房胀痛，月经紊乱。舌红，苔薄。

脉细弦数——肾亏肝旺型

头晕头痛、耳鸣，五心烦热，烘热汗出，急躁易怒，心悸失眠，月经紊乱，腰腿酸软。舌红，苔薄黄。

脉沉细无力——肾阴阳两虚型

头昏目花，耳鸣健忘，腰膝酸软，形寒恶热，月经闭止，性欲减退。舌淡红，苔薄。

穴位疗法

中脘穴

取穴：上腹前正中线上，当脐中上4寸。

按摩：用掌心在中脘穴上稍微用力向下按揉3~5分钟。

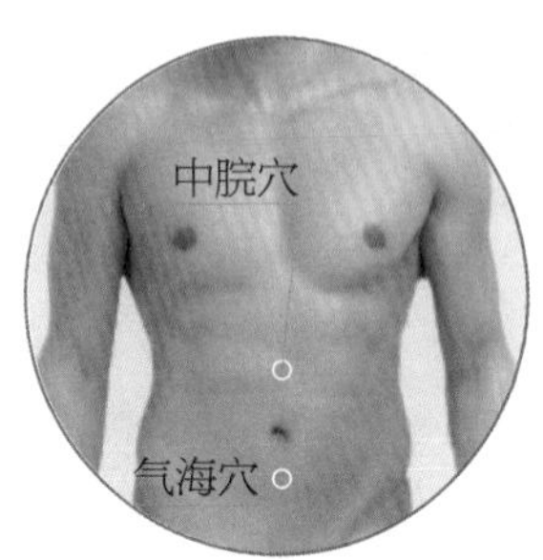

气海穴

取穴：下腹前正中线上，当脐中下1.5寸。

按摩：用掌心在气海穴上稍微用力向下按揉3~5分钟。

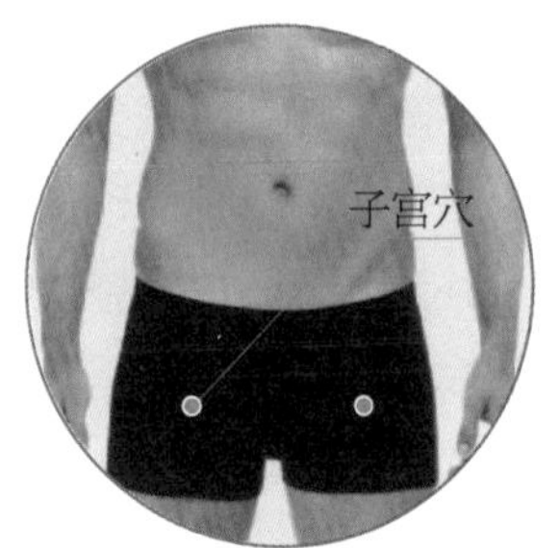

子宫穴

取穴：下腹当脐中下4寸，中极旁开3寸。

按摩：用拇指在子宫穴上稍微用力按揉3~5分钟。

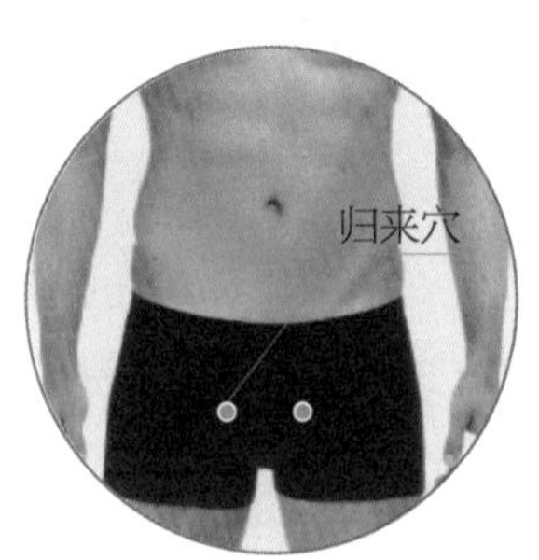

归来穴

取穴：下腹当脐中下4寸，距前正中线2寸。

按摩：用拇指在归来穴上稍微用力按揉3~5分钟。

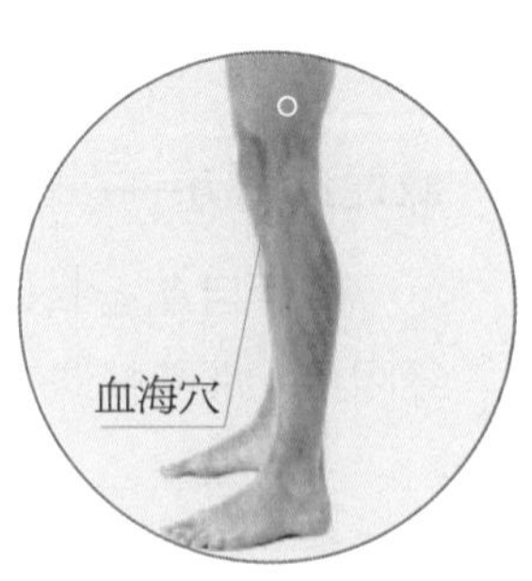

血海穴

取穴：髌骨内缘上2寸，当股四头肌内侧头的隆起处。

按摩：用拇指在血海穴上稍微用力按揉3~5分钟。

三阴交穴

取穴： 小腿内侧，当足内踝尖上3寸，胫骨内侧缘后方。

按摩： 用拇指在三阴交穴上稍微用力按揉3~5分钟。

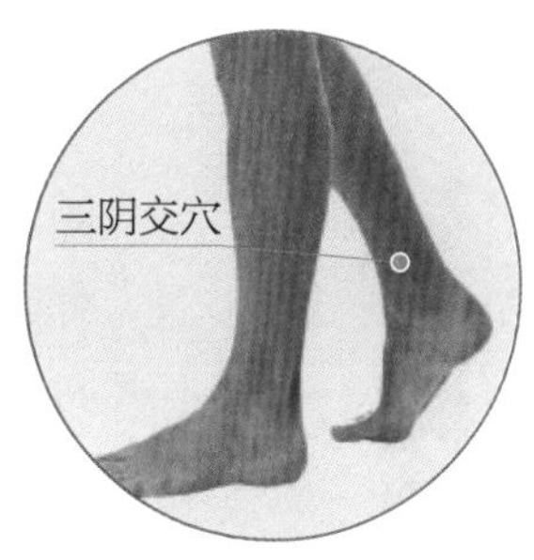

生活调理

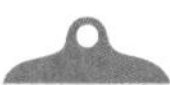

- 女性要预防更年期综合征，一定要注意控制饮食，保证饮食清淡，并注意控制高脂肪和糖类的摄入。另外还要注意及时补钙，以预防更年期骨质疏松症的发生。
- 宜选用具有补充雌激素作用的中药材和食材，如豆类、奶类、坚果类、黑米、小麦、当归、生地黄、桑葚、女贞子、杜仲、枸杞、旱莲草、紫河车、补骨脂、仙茅、葛根等。
- 宜选用具有滋补肝肾作用的中药材，如山茱萸、熟地、山药、女贞子、杜仲等。
- 宜补充蛋白质，最好食用利用价值高的动物性蛋白质，如鸡蛋、牛奶、瘦肉、牛肉等。
- 宜食富含铁、铜及维生素的新鲜水果和蔬菜，如苹果、梨、香蕉、柑橘、山楂、青枣、菠菜、油菜、西红柿、胡萝卜等。
- 宜食具有健脾、益气、补血作用的汤粥类食物，如红枣桂圆汤、红枣莲子糯米粥等。

32 阳痿

阳痿是指男性勃起功能障碍。大多数患者由精神、心理、神经功能、不良嗜好、慢性疾病等因素致病，如手淫、房事过度、神经衰弱、生殖腺功能不全、糖尿病、长期饮酒、过量吸烟等。

现代医学的性神经衰弱以及感染性、慢性病引发的阳痿均属于此列。

脉象辨证型

- **脉濡数——实证**

阴茎虽勃起，但时间短暂，每多早泄，阴囊潮湿、有异味，下肢酸重，小便赤黄，情绪抑郁或烦躁易怒。舌红，苔白或黄腻。

- **脉细弱无力——虚证**

行房前阴茎萎软不举或举而不坚，精液清冷或射精障碍，常伴有头晕目眩、腰酸耳鸣、畏寒肢冷、面色灰暗、眼圈黯黑、精神萎靡、夜尿多等。舌淡，苔薄白。

- **脉细——心脾受损型**

阳事不举，精神不振，夜寐不安，胃纳不佳，面色不华，精神萎靡。舌质淡，苔薄腻。

穴位疗法

神阙穴

取穴：位于腹中部，脐中央。

按摩：用掌根按揉神阙穴，以脐下有温热感为度。

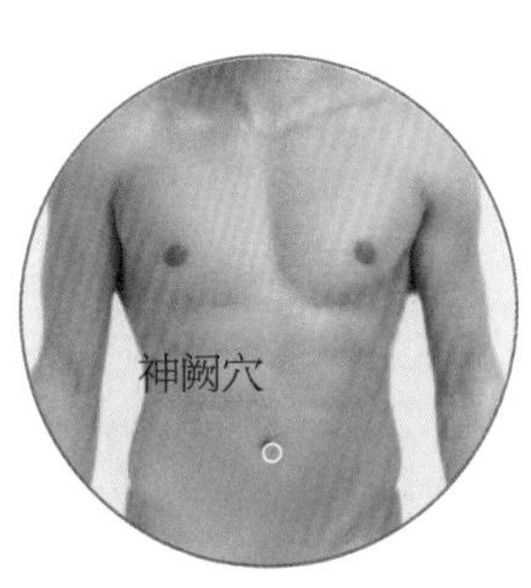

肾俞穴

取穴：位于腰部，当第二腰椎棘突下，旁开1.5寸。

按摩：以拇指指腹按揉肾俞穴，在微感酸胀后持续按揉。

腰阳关穴

取穴：位于腰部，当后正中线上，第四腰椎棘突下凹陷中。

按摩：将食指指腹放于腰阳关穴上，用力按揉。

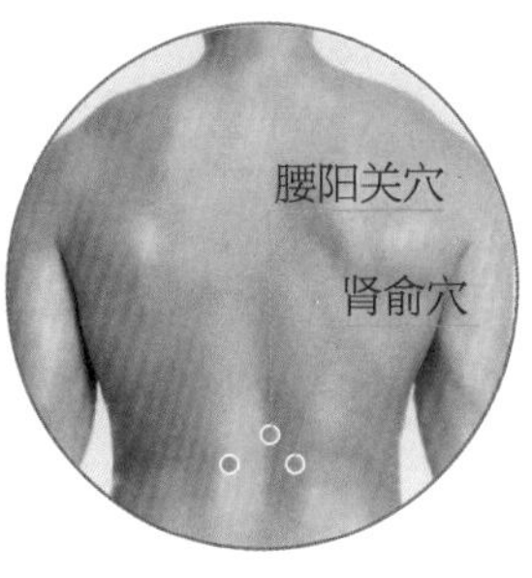

生活调理

- 长期房事过度，沉浸于色情，是导致阳痿的原因之一。实践证明，夫妻分床停止性生活一段时间，避免各种类型的性刺激，让中枢神经和性器官得到充分休息，是防治阳痿的有效措施。
- 羊肉、核桃、牛鞭、羊肾、牡蛎、牛肉、鸡肝、蛋、花生米、猪肉、鸡肉等食物都有助于提高性功能。

33 遗精

遗精是指不因性交而精液自行泄出的病症，有生理性与病理性的不同。中医将精液自遗现象称为遗精或失精。有梦而遗者名为“梦遗”；无梦而遗，甚至清醒时精液自行滑出者为“滑精”。多由肾虚精关不固，或心肾不交，或湿热下注所致。勿把生理现象视为疾病，增加精神负担。成人未婚或婚后久别1~2周出现一次遗精，遗精后并无不适，这是生理现象。千万不要为此忧心忡忡，背上思想包袱，自寻烦恼。

脉象辨证型

脉细数——心肾不交型

症见少寐多梦，梦则遗精，伴见五心烦热，头晕目眩，精神不振，倦怠乏力，心悸不宁，易怒健忘，口干口苦，小便短赤。舌质红，苔薄黄。

脉濡数——湿热下注型

遗精频作，或尿时少量精液外流，小便热赤浑浊，或尿涩不爽，口苦或渴，心烦少寐，口舌生疮，大便溏臭。舌质淡红或红，苔黄腻。

脉沉细无力——肾气不固型

症见时有滑精，面色少华，腰膝酸软无力，精神萎靡不振，夜尿增多，小便清长。舌质淡，苔白。

穴位疗法

内关穴

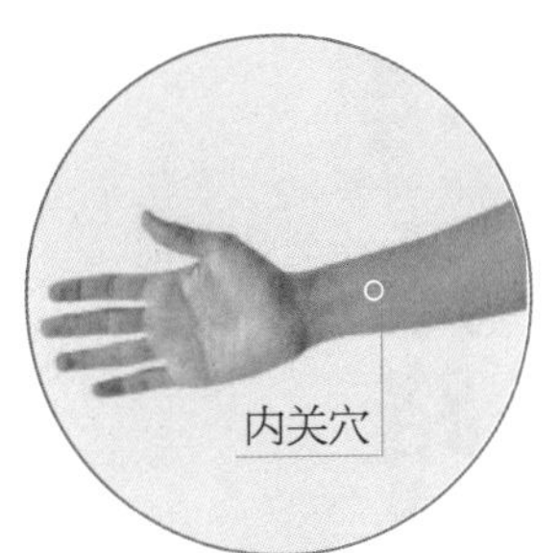

取穴：位于前臂掌侧，腕横纹上2寸，掌长肌肌腱与桡侧腕屈肌肌腱之间。

按摩：用拇指指尖垂直掐按内关穴。

足三里穴

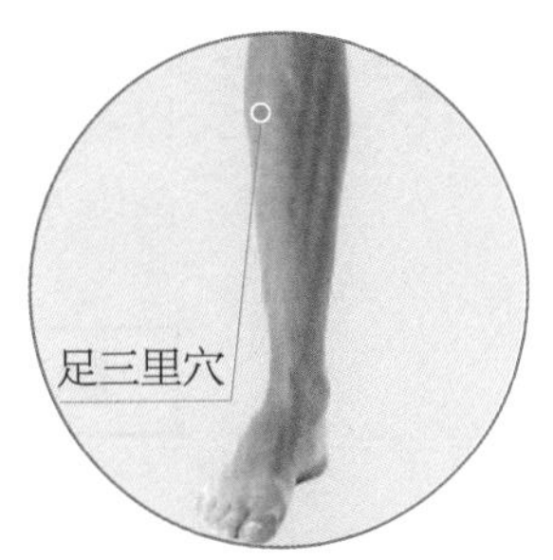

取穴：位于小腿前外侧，当犊鼻下3寸，距胫骨前缘一横指（中指）。

按摩：将拇指指尖放于足三里穴上，微用力压揉，以局部有酸胀感为宜。

太溪穴

取穴：位于足内侧，内踝后方，当内踝尖与跟腱之间的凹陷处。

按摩：将食指指腹放于太溪穴上，微用力按压，以局部有酸胀感为宜。

生活调理

- 遗精患者首先要意识到此症是一种生理现象，切勿因此而增加自身的精神负担，同时也应该消除杂念，适当参加其他文娱活动，并加强体育锻炼，以陶冶情操、增强体质。
- 如发生遗精，切勿中途忍精，切勿用手捏住阴茎使精液不能流出。遗精后切勿用冷水清洗。

34 尿路感染

尿路感染是指病原体侵犯尿路黏膜或组织引起的尿路炎症。根据感染部位，尿路感染可分为上尿路感染和下尿路感染，前者为肾盂肾炎，后者主要为膀胱炎。根据有无基础疾病，尿路感染还可分为复杂性尿路感染和非复杂性尿路感染。一般情况下，尿路感染的病人应该多饮水、勤排尿，每天饮水至少2000毫升，每2～3小时排一次尿，这是最实用且最有效的方法。通过大量尿液的冲洗作用，可以清除部分细菌。注意阴部的清洁卫生，以免尿道口的细菌进入尿道，重新引起尿路感染。

脉象辨证型

脉滑数——膀胱湿热型

症见小便短数，灼热刺痛，溺色黄赤，少腹拘急胀痛，或有寒热、口苦、呕恶，或有腰痛拒按，或有大便秘结等症状。舌质红或淡红，苔黄腻。

脉弦数或细数——下焦湿热型

尿中夹砂石，小便艰涩，或排尿时突然中断，尿道窘迫疼痛，腰腹绞痛难忍，尿中带血。舌质红，苔薄黄。

脉虚弱——脾肾亏虚型

小便不甚赤涩，但淋漓不已，时作时止，遇劳即发，腰膝酸软，神疲乏力。舌质淡，苔薄白。

穴位疗法

液门穴

取穴： 位于手背部，当第四、五指关节之间的前缘凹陷中。

按摩： 采用掐法掐按液门穴2分钟，以局部酸痛为宜。

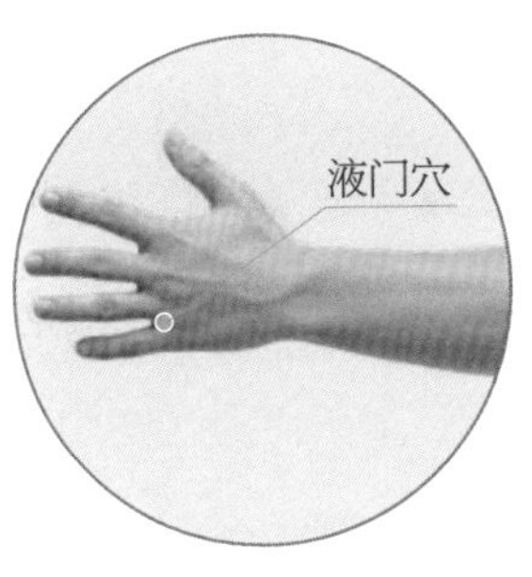

阳池穴

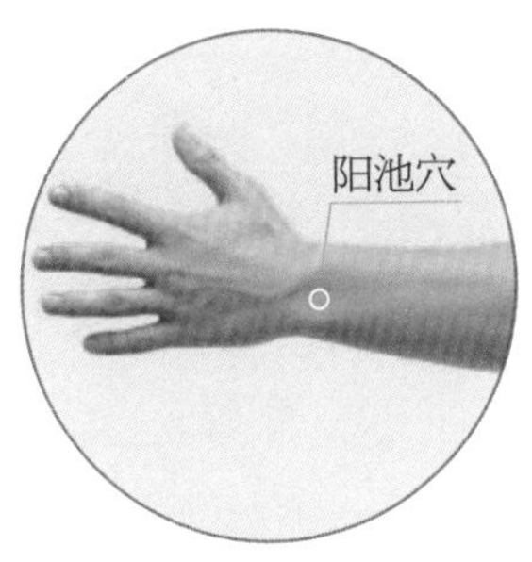

取穴： 位于腕背横纹中，当指总伸肌肌腱的尺侧缘凹陷处。

按摩： 采用掐法掐按阳池穴2分钟，以局部有酸胀感为宜。

二白穴

取穴： 位于腕横纹上4寸，桡侧腕屈肌肌腱的两侧，一侧有2穴。

按摩： 采用揉法揉按二白穴3分钟，以局部有酸痛感为宜。

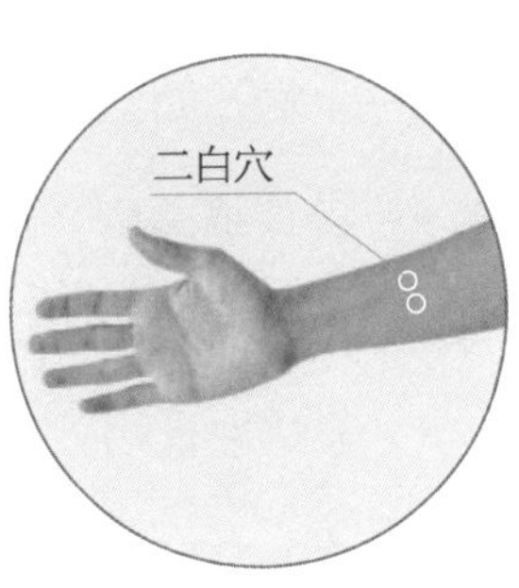

生活调理

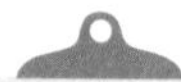

- 要及时排尿，保持会阴部清洁。女性在排尿或排便后应从前到后擦拭会阴部，每天应至少清洗一次会阴部，清洗时避免在会阴区使用刺激性肥皂、泡沫剂、粉末剂和喷剂等。
- 避免穿过紧的衣裤，内衣、内裤要选择棉制品。内裤应每天换洗，防止逆行性感染。
- 尿路感染患者宜选用具有抑制大肠杆菌功能的中药材和食材，如乌梅、石榴皮、黄连、菊花、厚朴、白芍、艾叶、黄檗、荠菜、丝瓜等。
- 宜选用具有加速消炎排尿功能的中药材和食材，如车前子、金钱草、马齿苋、柳叶、石韦、苦瓜、青螺、西瓜、梨等。
- 宜多饮水，最好可以保证每天的摄入量为1500～2000毫升。
- 宜以清淡、富含水分的食物为主，如各种新鲜蔬果、汤类等。
- 宜多吃具有增强肾脏免疫功能、清热解毒、利尿通淋作用的食物，如冬瓜、荠菜等。
- 忌食猪头肉、鸡肉、蘑菇、带鱼、螃蟹、竹笋等发物；忌食刺激性食品，如葱、韭菜、蒜、胡椒、生姜等；忌食羊肉等温热性食物。

35 前列腺炎

前列腺炎是由多种复杂原因和诱因引起的前列腺的炎症、免疫、神经内分泌参与的复杂的病理变化，导致以尿道刺激症状和慢性盆腔疼痛为主要临床表现的疾病。前列腺炎的临床表现多样化，可出现会阴、耻骨上区、腹股沟区、生殖器疼痛不适。前列腺炎分为急性和慢性两种：急性前列腺炎起病急骤，有发热、畏寒、厌食、乏力等症状；慢性前列腺炎常有排尿结束，或晨起尿道口有稀薄水样物或乳白色混浊液溢出等症状。

脉象辨证型

脉滑数——膀胱湿热型

症见小便点滴不通，或量少而短赤灼热，小腹胀满，口苦口黏，或口渴而不欲饮，或大便不畅。舌质红，苔黄腻。

脉弦——肝郁气滞型

小便突然不通，或通而不畅，胸胁胀痛，口苦口干，每因精神紧张或惊恐而发作。舌质红，苔薄白或白黄。

脉沉细无力——脾气下陷型

小腹坠胀，排尿无力，时欲小便而不得解，或量少而不畅，精神萎靡，气短声怯，食少腹胀，大便溏薄，面色淡白。舌质淡，苔薄白。

脉细数——阴虚火旺型

腰膝酸软，夜间潮热，容易出汗，尿道口或有滴白，会阴部坠胀不适。舌红少苔。

脉沉弱——肾阳衰疲型

畏寒，腰膝酸冷，排尿不适，伴有阳痿、早泄等性功能障碍。舌质淡胖。

穴位疗法

水道穴

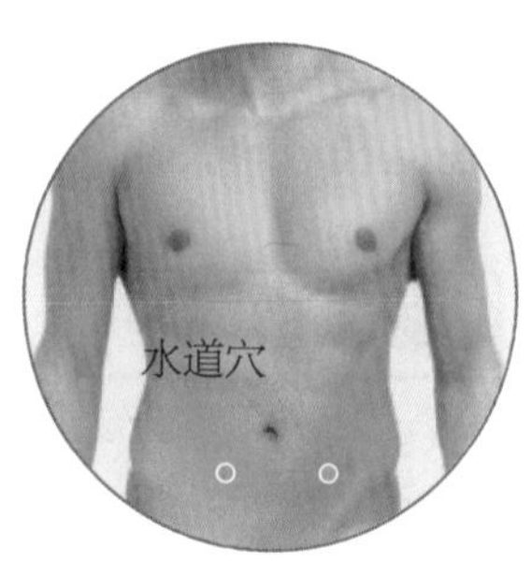

取穴：位于下腹部，当脐中下3寸，距前正中线2寸。

按摩：食指指腹置于水道穴上，适度按压。

关元穴

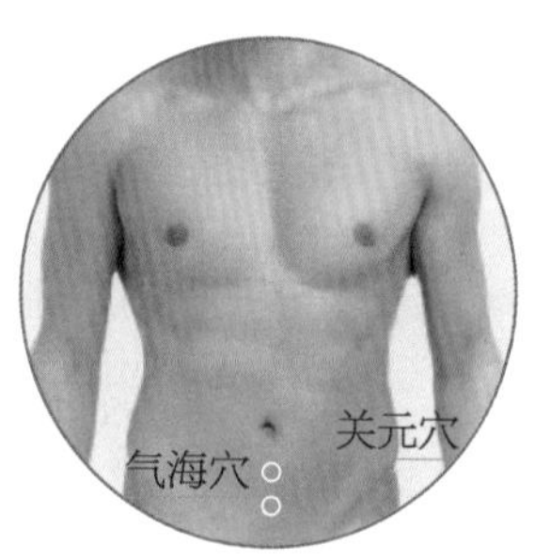

取穴：位于下腹部，前正中线上，当脐中下3寸。

按摩：将手掌紧贴在关元穴上，以顺时针方向揉动。

气海穴

取穴：位于下腹部，前正中线上，当脐中下1.5寸。

按摩：以气海穴为圆心，单掌以顺时针方向环形摩腹。

肾俞穴

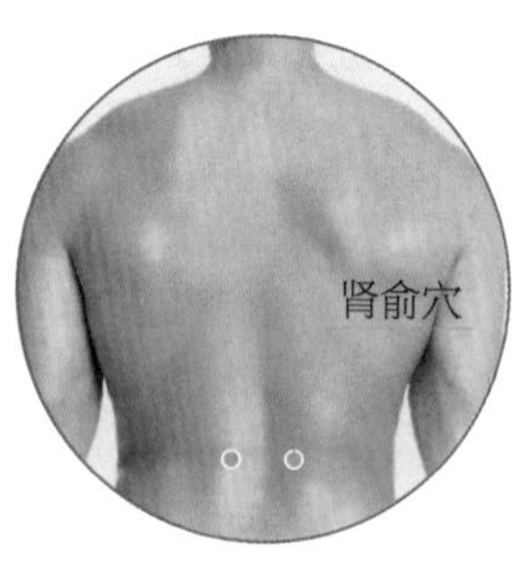

取穴：位于腰部，当第二腰椎棘突下，旁开1.5寸。

按摩：两手掌相叠在肾俞穴上用力向下按压，按压的力量由轻至重。

命门穴

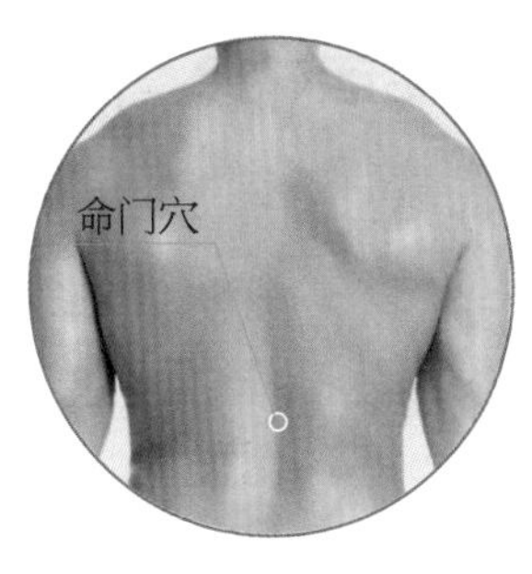

取穴： 位于第二腰椎棘突下，两肾俞之间。

按摩： 两手掌相叠在命门穴上用力向下按压，按压的力量由轻至重。

合谷穴

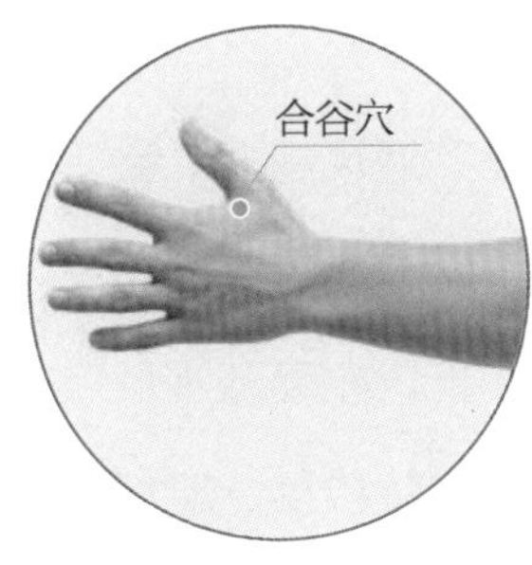

取穴： 位于第一、二掌骨之间，约当第二掌骨之中点。

按摩： 采用掐按法掐按合谷穴，用力掐按数十次，力度由浅到深。

曲池穴

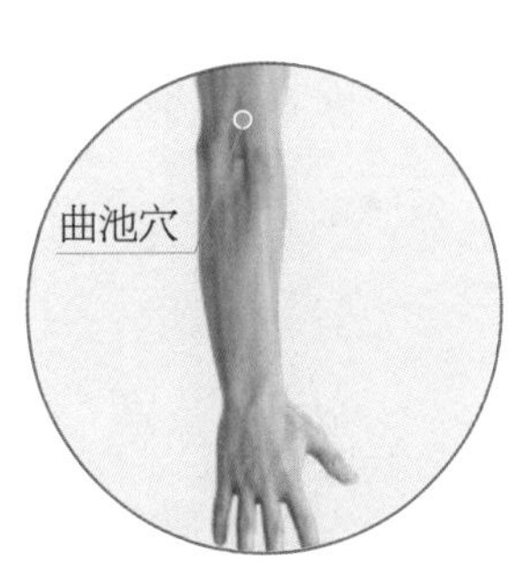

取穴： 位于肘横纹外侧端，当尺泽与肱骨外上髁连线中点。

按摩： 采用揉按法将食指、中指指尖放于曲池穴上，由轻渐重揉按1～2分钟。

太溪穴

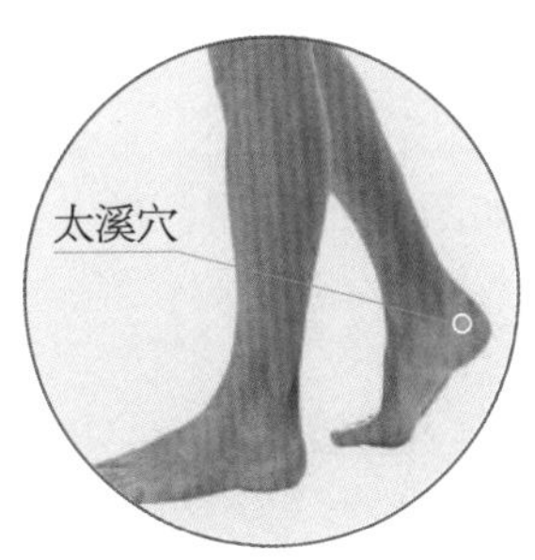

取穴： 位于足内侧，内踝后方，当内踝尖与跟腱之间的凹陷处。

按摩： 将食指指腹放于太溪穴上，微用力按压，以局部有酸胀感为宜。

生活调理

- 患者应进行自我心理疏导，保持开朗乐观的生活态度。应戒酒，忌辛辣刺激食物。
- 避免憋尿、久坐及长时间骑车、骑马。注意保暖，加强体育锻炼。
- 前列腺炎患者应注重自我保健调理，建议多穿通风透气、散热好的内裤，春冬季节尤其注意防寒保暖，同时可在临睡前做自我按摩。具体方法如下：仰卧，左腿伸直，左手放在肚脐的神阙穴上，用中指、食指、无名指三指旋转按揉，同时右手的三指同样放在会阴穴部做旋转按摩，做100次后换手，做同样的动作。
- 前列腺炎患者宜选用富含锌的中药材和食材，如桑葚、枸杞、熟地黄、杜仲、人参、牡蛎、腰果、冬瓜皮、金针菇、苹果、鱼类、贝类、莴笋、西红柿等。
- 宜选用具有消炎杀菌功能的中药材和食材，如白茅根、冬瓜皮、南瓜子、洋葱、葱、蒜、花菜等。
- 宜食含脂肪酸多的食物，如南瓜子、花生等。
- 宜食新鲜水果、蔬菜、粗粮及大豆制品，如西瓜、马蹄、柚子、小麦、糙米、豆浆等。
- 宜食具有利尿通便作用的食物，如蜂蜜、绿豆、红豆等。
- 忌食辣椒、生姜等辛辣刺激性食物及烟、酒。